# 实用临床
# MRI
# 诊断图解（第二版）

陈 亮　马德晶　董景敏　主编

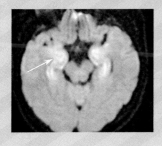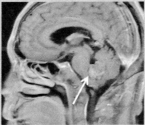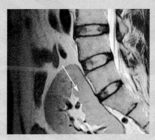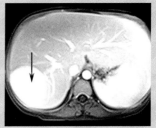

化学工业出版社
·北京·

本书介绍了中枢神经系统、五官、颈部、乳腺、肝脏、胆囊、胰腺、脾脏、肾脏、膀胱、前列腺、子宫、卵巢、肾上腺、腹膜后、骨骼和肌肉等部位疾病的 MRI 影像表现、影像鉴别和诊断提示等内容。在简明实用的文字描述基础上还配有多幅典型 MRI 影像图片，并对配图病变特征进行了针对性的描述。本书适用于各级医院影像科及临床科室的工作人员学习参考，也可供影像初学者、实习医生及进修医生使用。

**图书在版编目（CIP）数据**

实用临床 MRI 诊断图解/陈亮，马德晶，董景敏主编.
—2 版. —北京：化学工业出版社，2018.10（2023.10 重印）
ISBN 978-7-122-32853-3

Ⅰ.①实…　Ⅱ.①陈…②马…③董…　Ⅲ.①核磁共振成象-诊断学-图解　Ⅳ.①R445.2-64

中国版本图书馆 CIP 数据核字（2018）第 188744 号

责任编辑：赵兰江　　　　　　　　　　装帧设计：张　辉
责任校对：王素芹

出版发行：化学工业出版社（北京市东城区青年湖南街 13 号　邮政编码 100011）
印　　装：中煤（北京）印务有限公司
787mm×1092mm　1/16　印张 11¼　字数 272 千字　2023 年 10 月北京第 2 版第 4 次印刷

购书咨询：010-64518888　　售后服务：010-64518899
网　　址：http://www.cip.com.cn
凡购买本书，如有缺损质量问题，本社销售中心负责调换。

定　　价：58.00 元

# 编写人员名单

主　编　陈　亮　马德晶　董景敏

副主编　张　虎　田春梅　周金亮　聂泰明

编　者　陈　亮　马德晶　董景敏　张　虎

　　　　田春梅　周金亮　聂泰明　崔运福

　　　　邹雪雪　李潇潇　董立杰　刘海荣

　　　　毛锡金　张　林　孟红秀

# 前　言

　　本书第一版出版后，受到广大使用者的好评，因此，结合近几年医学影像学的新进展，我们在第一版的基础上增加和修改了较多的内容和图片，内容更加丰富，图片更加清晰。

　　本书分中枢神经系统、五官颈部、乳腺、肝胆胰脾、泌尿生殖系统、后腹膜腔、骨骼肌肉系统七大章编写。按主要疾病的影像学典型及特征性表现、鉴别诊断、特别提示等，分条目编写，其后附常见病例典型 MRI 片，并配有图片特征性的描述。目的是通过图片使读者对各系统疾病的 MRI 诊断有进一步的认识，从而提高其诊断水平。在编写过程中，作者从临床实际需要出发，尽量选择常见病、多发病及典型病例，力求以明白简练的文字、清晰典型的图片，向读者奉献一本内容丰富、直观实用的参考书。

　　本书为临床影像诊断图解系列图书之一，该丛书由滨州医学院附属医院张林教授组织本单位相关专家编写。由于编者水平所限，不足之处在所难免，敬请广大读者和同仁批评指正。

编者
2018 年 8 月

# 目 录

第一章　中枢神经系统 ·················································· 1

第一节　脑血管疾病 ·················································· 1

一、脑梗死 ·························································· 1

（一）缺血性脑梗死 ················································ 1

（二）出血性脑梗死 ················································ 2

（三）腔隙性脑梗死 ················································ 3

二、脑出血 ·························································· 4

三、脑血管畸形 ······················································ 6

（一）脑动静脉畸形（AVM） ········································ 6

（二）海绵状血管瘤 ················································ 7

四、颅内动脉瘤 ······················································ 9

五、脑小血管病 ····················································· 10

第二节　脑肿瘤 ····················································· 12

（一）星形细胞瘤 ················································· 12

（二）脑膜瘤 ····················································· 13

（三）垂体瘤 ····················································· 14

（四）听神经瘤 ··················································· 15

（五）颅咽管瘤 ··················································· 17

（六）转移瘤 ····················································· 19

（七）室管膜瘤 ··················································· 20

（八）髓母细胞瘤 ················································· 21

（九）生殖细胞瘤 ················································· 22

第三节　颅脑感染性病变 ············································· 24

（一）脑脓肿 ····················································· 24

（二）结核性脑膜脑炎 ············································· 25

（三）病毒性脑炎 ················································· 27

第四节　脑白质脱髓鞘疾病 ··········································· 28

（一）多发性硬化症 ··············································· 28

（二）肾上腺脑白质营养不良 ······································· 29

（三）急性播散性脑脊髓炎 ………………………………………… 31
（四）视神经脊髓炎 …………………………………………………… 31
第五节　颅脑先天性发育异常 ……………………………………… 32
（一）先天性脑积水 ………………………………………………… 32
（二）脑裂畸形 ……………………………………………………… 33
（三）脑灰质异位 …………………………………………………… 34
（四）胼胝体发育不良 ……………………………………………… 35
（五）小脑扁桃体下疝畸形 ………………………………………… 36
（六）蛛网膜囊肿 …………………………………………………… 37
（七）神经纤维瘤病 ………………………………………………… 38
第六节　颅脑损伤 …………………………………………………… 38
一、脑挫裂伤 ………………………………………………………… 38
二、颅内血肿 ………………………………………………………… 39
（一）硬膜外血肿 …………………………………………………… 39
（二）硬膜下血肿 …………………………………………………… 40
第七节　脊髓和椎管内疾病 ………………………………………… 41
一、椎管内肿瘤 ……………………………………………………… 41
（一）室管膜瘤 ……………………………………………………… 41
（二）脊膜瘤 ………………………………………………………… 42
（三）神经鞘瘤 ……………………………………………………… 43
（四）星形细胞瘤 …………………………………………………… 44
（五）转移瘤 ………………………………………………………… 45
二、脊髓损伤 ………………………………………………………… 46
三、椎管内血管畸形 ………………………………………………… 47

第二章　五官、颈部 …………………………………………………… 48

第一节　眼部常见疾病 ……………………………………………… 48
一、炎性假瘤 ………………………………………………………… 48
二、视神经胶质瘤 …………………………………………………… 50
三、视神经脑膜瘤 …………………………………………………… 51
四、视神经鞘瘤 ……………………………………………………… 52
五、泪腺良性混合瘤 ………………………………………………… 53
六、海绵状血管瘤 …………………………………………………… 54
七、葡萄膜黑色素瘤 ………………………………………………… 55
第二节　咽部常见疾病 ……………………………………………… 56
一、鼻咽腺样体肥大 ………………………………………………… 56
二、鼻咽癌 …………………………………………………………… 57
第三节　鼻和鼻窦常见疾病 ………………………………………… 58
一、鼻窦炎 …………………………………………………………… 58
二、鼻窦黏液囊肿 …………………………………………………… 59

三、黏膜下囊肿 ·········································································· 59

四、上颌窦癌 ············································································ 60

第四节 喉部常见疾病 ··································································· 61

一、喉部肿瘤性病变 ··································································· 61

（一）喉癌 ··············································································· 61

（二）喉部良性肿瘤 ··································································· 62

二、炎性病变 ············································································ 63

（一）急性会厌炎 ······································································ 63

（二）声带息肉 ········································································· 63

三、喉气囊肿 ············································································ 63

第五节 耳部常见疾病 ··································································· 64

一、慢性中耳乳突炎 ··································································· 64

二、胆脂瘤 ·············································································· 65

三、面神经瘤 ············································································ 66

四、颈静脉球瘤 ········································································· 67

五、中耳癌 ·············································································· 69

第六节 颈部常见疾病 ··································································· 70

一、颈部血管瘤 ········································································· 70

二、颈动脉体瘤 ········································································· 71

三、颈部神经鞘瘤 ····································································· 72

四、颈部淋巴瘤 ········································································· 73

五、颈淋巴结转移瘤 ··································································· 75

六、甲状舌管囊肿 ····································································· 76

七、甲状腺良性肿瘤 ··································································· 77

八、甲状腺恶性肿瘤 ··································································· 77

第七节 涎腺疾病 ······································································· 78

一、腮裂囊肿 ············································································ 78

二、多形性腺瘤 ········································································· 80

三、腮腺腺淋巴瘤 ····································································· 81

四、腮腺基底细胞腺瘤 ································································ 82

五、腮腺血管瘤 ········································································· 83

六、脉管瘤 ·············································································· 84

七、腮腺恶性肿瘤 ····································································· 85

第三章 乳腺常见疾病 ·································································· 88

一、乳腺良性病变 ····································································· 88

（一）腺病 ·············································································· 88

（二）纤维囊性乳腺病 ································································ 89

（三）乳腺纤维瘤 ····································································· 89

（四）导管内乳头状瘤 ································································ 90

（五）乳腺感染性病变 ·································· 91

二、乳腺恶性病变 ···································· 92

（一）浸润性导管癌 ································· 92

（二）导管原位癌 ··································· 93

## 第四章　肝、胆、胰、脾 ·································· 95

第一节　肝脏常见疾病 ··································· 95

一、肝脏肿瘤及肿瘤样疾病 ···························· 95

（一）肝脏血管瘤 ··································· 95

（二）肝腺瘤 ······································ 96

（三）肝局灶性结节性增生 ··························· 97

（四）肝脏血管平滑肌脂肪瘤 ························· 99

（五）胆管细胞囊腺瘤 ······························ 99

（六）肝囊肿 ······································ 100

（七）原发性肝癌 ·································· 101

（八）肝脏转移瘤 ·································· 102

（九）胆管细胞癌 ·································· 103

（十）肝母细胞瘤 ·································· 104

二、肝脏弥漫性疾病 ·································· 104

（一）肝硬化 ······································ 104

（二）脂肪肝 ······································ 105

（三）肝血色素沉着症 ······························ 106

（四）Budd-Chiari 综合征 ·························· 106

（五）肝脓肿 ······································ 107

第二节　胆囊常见疾病 ································· 108

一、胆系先天性疾病 ·································· 108

二、胆囊结石 ········································ 108

三、胆囊炎 ·········································· 109

四、胆囊癌 ·········································· 110

五、胆囊息肉 ········································ 111

六、胆囊腺肌病 ······································ 112

第三节　胆管常见病 ··································· 113

一、胆管癌 ·········································· 113

二、胆管结石 ········································ 114

第四节　胰腺常见疾病 ································· 114

一、急性胰腺炎 ······································ 114

二、慢性胰腺炎 ······································ 115

三、自身免疫性胰腺炎 ································ 116

四、胰腺癌 ·········································· 116

五、胰腺囊腺瘤 ······································ 118

六、胰腺囊腺癌 ································· 119

七、胰腺导管内乳头状黏液性肿瘤 ················· 119

八、胰腺实性假乳头状瘤 ···················· 119

九、胰岛细胞瘤 ························· 120

第五节　脾脏常见疾病 ························ 121

一、淋巴瘤 ·························· 121

二、脾脓肿 ·························· 122

三、脾囊肿 ·························· 122

四、脾脏血管瘤 ························· 123

五、脾梗死 ·························· 124

**第五章　泌尿生殖系统** ························· 125

第一节　肾脏常见疾病 ························ 125

一、肾囊肿 ·························· 125

二、肾积水 ·························· 125

三、肾细胞癌 ························· 126

四、肾脏先天性疾病 ······················ 127

（一）马蹄肾 ························ 127

（二）异位肾 ························ 128

第二节　膀胱、前列腺常见疾病 ···················· 128

一、膀胱癌 ·························· 128

二、前列腺增生 ························· 129

三、前列腺癌 ························· 130

第三节　子宫常见疾病 ························ 131

一、子宫平滑肌瘤 ······················· 131

二、子宫内膜癌 ························· 132

三、子宫颈癌 ························· 133

第四节　卵巢常见疾病 ························ 134

一、卵巢囊肿 ························· 134

二、卵巢畸胎瘤 ························· 135

三、卵巢囊腺瘤 ························· 136

四、卵巢卵泡膜细胞瘤 ····················· 137

五、卵巢颗粒细胞瘤 ······················ 137

**第六章　后腹膜腔** ·························· 139

第一节　肾上腺常见疾病 ······················· 139

一、肾上腺皮质增生 ······················ 139

二、肾上腺髓脂瘤 ······················· 140

三、肾上腺皮质癌 ······················· 141

四、嗜铬细胞瘤 ························· 141

五、肾上腺转移瘤 ……………………………………………………………………… 142

第二节 腹膜后常见疾病 ……………………………………………………………… 142

一、脂肪瘤和脂肪肉瘤 ……………………………………………………………… 142

二、畸胎瘤 ……………………………………………………………………………… 143

三、淋巴瘤 ……………………………………………………………………………… 143

四、转移瘤 ……………………………………………………………………………… 144

五、神经纤维瘤和神经鞘瘤 ………………………………………………………… 144

第七章 骨骼肌肉系统 ………………………………………………… 146

第一节 骨与关节创伤 ………………………………………………………………… 146

一、骨折 ………………………………………………………………………………… 146

二、关节创伤 …………………………………………………………………………… 147

第二节 骨与软骨缺血坏死 …………………………………………………………… 148

一、成人股骨头缺血坏死 …………………………………………………………… 148

二、月骨缺血坏死 ……………………………………………………………………… 150

第三节 骨肿瘤 ………………………………………………………………………… 150

一、骨软骨瘤 …………………………………………………………………………… 150

二、骨肉瘤 ……………………………………………………………………………… 151

三、骨巨细胞瘤 ………………………………………………………………………… 152

四、转移性骨肿瘤 ……………………………………………………………………… 153

五、骨髓瘤 ……………………………………………………………………………… 153

第四节 软组织肿瘤 …………………………………………………………………… 154

一、血管瘤 ……………………………………………………………………………… 154

二、脂肪瘤 ……………………………………………………………………………… 155

三、恶性纤维组织细胞瘤 …………………………………………………………… 156

四、神经纤维瘤 ………………………………………………………………………… 157

五、神经鞘瘤 …………………………………………………………………………… 158

六、脂肪肉瘤 …………………………………………………………………………… 159

七、滑膜肉瘤 …………………………………………………………………………… 160

第五节 关节病变 ……………………………………………………………………… 161

一、色素沉着绒毛结节性滑膜炎 …………………………………………………… 161

二、滑膜骨软骨瘤病 …………………………………………………………………… 162

三、退行性骨关节病 …………………………………………………………………… 164

四、类风湿关节炎 ……………………………………………………………………… 164

第六节 脊柱病变 ……………………………………………………………………… 165

一、椎间盘变性、膨出、突出 ……………………………………………………… 165

二、脊柱结核 …………………………………………………………………………… 167

三、强直性脊柱炎 ……………………………………………………………………… 167

四、布氏杆菌性脊柱炎 ………………………………………………………………… 168

# 第一章
# 中枢神经系统

## 第一节　脑血管疾病

### 一、脑梗死

#### （一）缺血性脑梗死

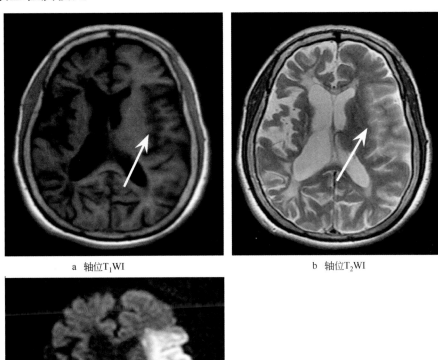

a　轴位T$_1$WI

b　轴位T$_2$WI

c　轴位DWI

T$_1$WI、T$_2$WI显示左侧颞叶、岛叶区见较大片状长 T$_1$ 长 T$_2$ 信号，

DWI 显示左侧颞叶、岛叶区呈现不规则高信号。

**【MRI 表现】**

（1）超急性期：在脑梗死发病 3 个小时内，常规 MRI 检查多为阴性，有的出现斑点状的 $T_1WI$ 略低信号、$T_2WI$ 高信号。由于细胞毒性水肿，MRI 弥散加权成像（DWI）呈高信号，MRI 灌注成像（PWI）呈低灌注状态。

（2）急性期：脑梗死 6 小时后，梗死区含水量增加，致 $T_1$ 与 $T_2$ 时间延长，出现 $T_1WI$ 低信号、$T_2WI$ 高信号。此期细胞毒性水肿发展为血管源性水肿，可导致脑实质肿胀。

（3）亚急性期：常规 MRI 表现同急性期，表现为 $T_1WI$ 低信号和 $T_2WI$ 高信号。此期 DWI 梗死区可呈低信号，PWI 可呈低灌注。

（4）慢性期：$T_1WI$ 呈低信号，$T_2WI$ 呈高信号，液体衰减反转恢复脉冲序列（FLAIR）呈低信号，DWI 呈低信号。

（5）Gd-DTPA 增强扫描，病变区呈明显的脑回状或环形强化。

**【影像鉴别】**

（1）脑肿瘤：脑肿瘤占位表现较脑梗死更明显，胶质瘤多呈明显不均匀花环状或不规则状强化；转移瘤则多累及灰质、白质交界区，多呈不规则状、环状强化，瘤周水肿及占位效应明显。而脑梗死多成楔形，与脑动脉供血区分布相一致，增强扫描，病变区呈明显的脑回状或环形强化。

（2）脑脱髓鞘疾病：脑脱髓鞘疾病的病灶形态常更不规则，多位于侧脑室周围，呈不规则斑片状强化或者无强化。结合临床病史不难鉴别。

**【特别提示】**

（1）对于 6 小时内的早期脑梗死，MRI 能显示，而 CT 显示困难，另外对于幕下的脑梗死 MRI 显示亦优于 CT。

（2）常规 MRI 对超早期脑梗死尚不能充分评价缺血的范围和严重程度。目前最新发展的 MRI 技术如弥散加权成像（DWI）和灌注权成像（PWI）对缺血大小范围及时间的判断提供了更加直观的信息。

（3）脑梗死开始时占位效应不明显，4 至 7 天达高峰，以后逐渐消退。直到亚急性期才出现强化，典型者为梗死区脑回状强化。

## （二）出血性脑梗死

**【MRI 表现】**

在脑梗死的异常信号基础上，出现出血的异常信号。一般为脑实质内出血，少数在脑实质出血的基础上再发生脑室内出血和蛛网膜下腔出血。

**【影像鉴别】**

主要与高血压性脑出血鉴别，高血压性脑出血多有长期高血压病史，最好发于基底节区，约半数可破入邻近脑室。出血性脑梗死多在脑梗死基础上，出现出血的异常信号。信号多不均匀，若出血位于脑皮质区域，表现为梗死灶内沿脑回分布的异常出血信号，且出血灶一般不超出梗死灶的边缘。

**【特别提示】**

（1）占脑梗死的 3%～5%，常发生于病后 1 至数周，一般认为血栓和栓子自然崩解或治疗后发生碎裂、溶解，使闭塞血管再通，而闭塞远侧血管壁因缺血已发生损坏，当正常压力的血流经过受损血管时，即可引起血管破裂、出血，而形成出血性脑梗死。

（2）神经病理检查发现近 15% 的脑梗死区内伴有小的出血灶，而多数不为 CT 所发现。

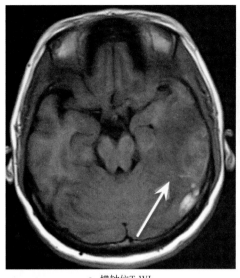

a　横轴位T₁WI

b　横轴位T₂WI

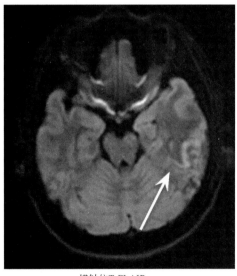

c　横轴位T₂FLAIR

左侧颞枕区沿脑回分布不规则片状短 $T_1$ 长 $T_2$ 信号影，DWI呈稍高及低混杂信号影。

## （三）腔隙性脑梗死

### 【MRI表现】

（1）常规MRI表现为斑点状或斑片状 $T_1WI$ 低信号、$T_2WI$ 为高信号，呈圆形、椭圆形或裂隙状，最大径一般不超过1cm。

（2）早期FLAIR成像显示为高信号灶，至慢性期FLAIR可显示为低信号灶，提示坏死腔已经变为一小囊腔。

（3）腔隙性脑梗死DWI在超急性期、急性期与亚急性期均可表现为数毫米至1.5cm大小的高信号灶，随时间推移，DWI将变为阴性或表现为低信号区。

### 【影像鉴别】

腔隙性脑梗死有时难与软化灶、血管周围间隙及多发性硬化、脑炎等疾病鉴别，需结合

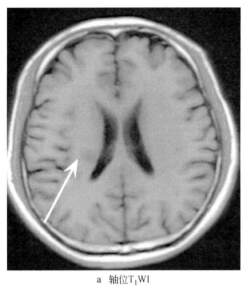
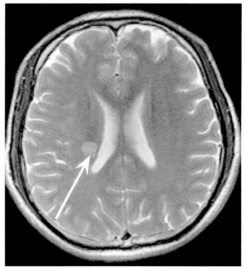

a　轴位T$_1$WI

b　轴位T$_2$WI

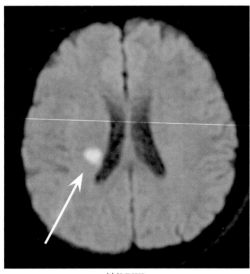

c　轴位DWI

右侧放射冠区小片状长 T$_1$ 长 T$_2$ 信号影，DWI 上显示为高信号。

临床，必要时行增强扫描即可鉴别。

**【特别提示】**

（1）本病为脑的穿支动脉闭塞后，引起基底节、丘脑等区域较小的梗死，直径为 10～15mm。患者多有高血压、脑动脉硬化、糖尿病等病史，多在 50 岁以上。病症与发病部位、大小及多少有关，也可无任何症状。

（2）MRI 是腔隙性脑梗死首选的检查方法，显示天幕下的病灶明显优于 CT。

## 二、脑出血

**【MRI 表现】**

脑出血 MRI 表现较复杂，血肿在不同时期，信号强度不一。

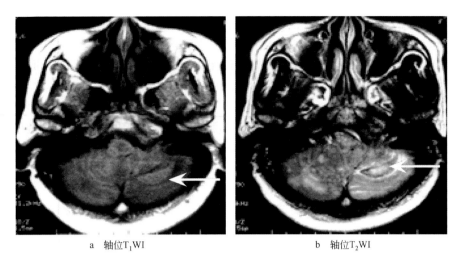

a 轴位T₁WI  b 轴位T₂WI

左小脑半球超急性期血肿：T₁WI等信号和T₂WI高信号，周边低信号。

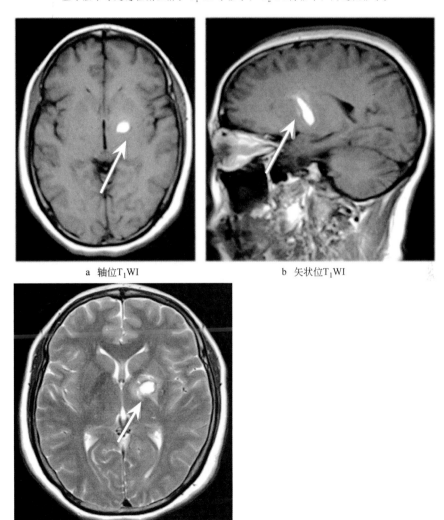

a 轴位T₁WI  b 矢状位T₁WI

c 轴位T₂WI

左侧内囊后肢区亚急性晚期血肿：T₁WI、T₂WI示病灶均呈明显高信号，其周围可见低信号环。

（1）超急性期：此期血肿内红细胞中所含的含氧血红蛋白未被破坏，$T_1WI$ 呈等或低信号，$T_2WI$ 呈高信号。在出血 3 小时后可出现灶周水肿，占位效应较轻。

（2）急性期：出血灶中红细胞内含氧血红蛋白因缺氧而变成脱氧血红蛋白，血肿在 $T_1WI$ 上呈等或略低信号，在 $T_2WI$ 上呈低信号。灶周出现血管源性水肿，占位效应明显。

（3）亚急性期：此期血肿从周边开始，红细胞发生溶解、吸收，脱氧血红蛋白逐渐变为正铁血红蛋白。$T_1WI$、$T_2WI$ 均为周边环形高信号，病灶中心低信号。随着时间进展，脱氧血红蛋白的演变从病灶周边发展到病灶中心，此时 $T_1WI$ 及 $T_2WI$ 均为高信号。灶周水肿及占位效应逐渐减轻。

（4）慢性期：血肿呈长 $T_1$ 和长 $T_2$ 信号，此期红细胞内含铁血红素颗粒沉淀，可见血肿周边包绕一圈低信号环。

**【影像鉴别】**

原发性脑出血需与脑肿瘤卒中相鉴别，后者除血肿外可见肿块，水肿及占位效应持续存在，血肿吸收及信号转变时间相对滞后，增强扫描肿瘤实质可出现强化。

**【特别提示】**

（1）脑出血按病因分外伤性和非外伤性两类。前者为颅脑外伤引起，后者为高血压、动脉瘤、血管畸形等引起。高血压性脑出血有一定的好发部位及高血压病史。

（2）MRI 一般不用于检查超急性和急性期出血，原因为该期患者多不能耐受较长时间的检查，且 MRI 也较难显示该期病灶。

（3）MRI 显示后颅窝，尤其是脑干的血肿较好。

# 三、脑血管畸形

## （一）脑动静脉畸形 （AVM）

**【MRI 表现】**

（1）AVM 在 $T_1WI$ 和 $T_2WI$ 上典型表现为具有较大供血动脉、引流静脉的一团紧凑的蜂窝状无或低信号区。

（2）当 AVM 内有血栓形成时，$T_1WI$ 和 $T_2WI$ 上表现为在无或低信号区内夹杂着等或高信号。

（3）AVM 破裂出血后形成血肿，病变区内可见到不同时期的出血信号，慢性期血肿周围常有含铁血红素沉着，表现为环状的低信号。

（4）MR 血管成像（magnetic resonance angiography，MRA）可直接显示出 AVM 的供血动脉、引流静脉、异常的血管团。

（5）AVM 周围的脑组织因血供减少常发生梗死、萎缩及胶质增生。

**【影像鉴别】**

（1）AVM 并发出血时需与高血压、海绵状血管瘤、动脉瘤破裂及肿瘤性出血等病变鉴别，MRI 示无信号的留空血管可借此鉴别。

（2）AVM 伴发梗死为主要表现时，应与脑梗死鉴别，据病灶的形态及结合病史即可作出鉴别。

（3）当 AVM 伴有显著钙化时，需同少突胶质细胞瘤鉴别，后者多有占位效应，增强扫描多无明显强化而不同于 AVM，MRI 检查亦无流空现象。

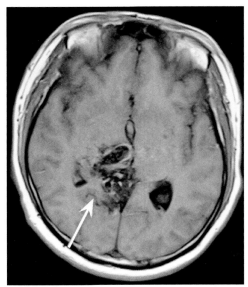
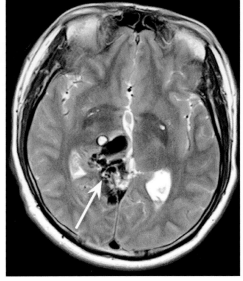

a　横轴位T₁WI                              b　横轴位T₂WI

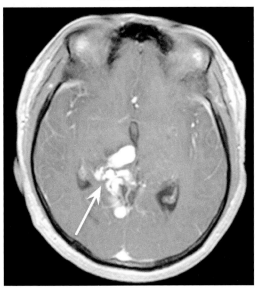

c　横轴位T₁WI增强

右侧丘脑、松果体区 AVM，MRI 示相应片状混杂信号，内可见粗大、
迂曲的流空血管影，增强扫描呈明显强化改变。

**【特别提示】**

（1）动静脉畸形多发生于皮质下区，常呈楔形，临床首发症状多为出血和癫痫。MRI 对动静脉畸形的诊断非常敏感，能提供部位和局部解剖的详细情况。

（2）AVM 在 MRI 上的特征性表现为团状或蜂窝状血管留空影，MRI 在 AVM 的诊断中有其特有的优势，可显示病灶本身及其周围组织情况，可反映畸形血管内血流情况，区别出血与钙化、水肿。

## （二）海绵状血管瘤

**【MRI 表现】**

（1）在 T₁WI 和 T₂WI 上病灶信号不均匀，常见散在点状或片状高信号区，周围可见低

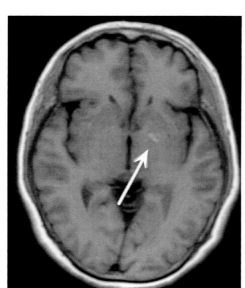

a　横轴位T$_1$WI

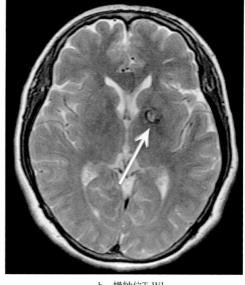

b　横轴位T$_2$WI

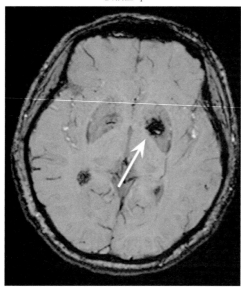

c　SWI图像

左内囊后肢区见海绵状血管瘤：中心短 T$_1$ 长 T$_2$ 信号，
周围可见完整的低信号含铁血黄素环；SWI病灶呈低信号改变。

信号含铁血红素环，病灶周围一般无水肿及占位征象。

（2）病灶内不同时期的出血致病灶中央部分呈高低混杂信号排列如"爆米花"状。

（3）增强扫描后，病灶呈均匀与或不均匀增强。

**【影像鉴别】**

需与脑膜瘤和伴有出血的肿瘤鉴别，脑膜瘤常有明显占位效应和瘤周水肿。肿瘤出血常有瘤周水肿，占位效应明显，周围常无低信号含铁血红素环，增强扫描后呈不规则团块状或环状强化。

【特别提示】

（1）海绵状血管瘤常合并瘤内出血，约80％发生于幕上，最常见于额颞叶深部和底节区，也可发生于小脑、脑干和脊髓。

（2）伴亚急性或慢性血液渗出为脑内海绵状血管瘤的重要特征。

## 四、颅内动脉瘤

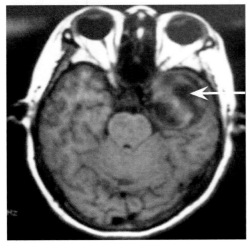
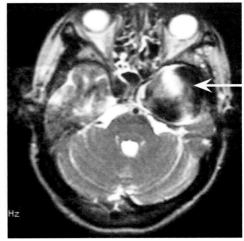

a 横轴位T$_1$WI                    b 横轴位T$_2$WI

左大脑中动脉动脉瘤，MRI 示左大脑中动脉走形区类圆形
混杂信号，内见片状短 T$_1$ 长 T$_2$ 出血信号。

【MRI 表现】

（1）无血栓动脉瘤，在 T$_1$WI 和 T$_2$WI 上呈圆形、椭圆形或分叶状低信号或无信号灶。边界清楚。

（2）当有血栓形成时，在 T$_1$WI 及 T$_2$WI 上呈高、低、等混杂信号。

（3）增强扫描后动脉瘤壁可发生强化，瘤腔内急性血栓可发生明显增强，而陈旧性血栓因发生机化则不产生强化。

（4）MRA 对显示动脉瘤的大小、部位和瘤颈等有一定帮助，在 MRA 上显示为与载瘤动脉相连的囊状物。

【影像鉴别】

囊状动脉瘤位于颅后窝时要与脑膜瘤、听神经瘤鉴别；位于鞍旁时要与垂体瘤、颅咽管瘤、脑膜瘤等鉴别；位于脑内时要与胶质瘤、转移瘤等鉴别。根据 MRI 见流空现象及血栓形成征象，结合增强前后影像学表现并结合临床，常能鉴别。

【特别提示】

（1）动脉瘤好发于大动脉或较大的动脉分叉处，以 Wills 环、颈内动脉分叉、大脑中动脉最为常见。

（2）据动脉瘤的形态分为粟粒状动脉瘤、囊状动脉瘤、假性动脉瘤、梭形动脉瘤、夹层动脉瘤五种类型。

（3）自发性蛛网膜下腔出血中80％是由动脉瘤破裂引起的。

## 五、脑小血管病

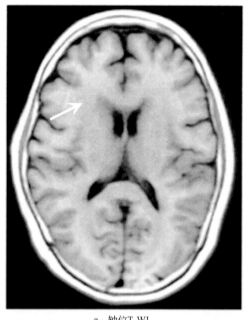

a 轴位T₁WI

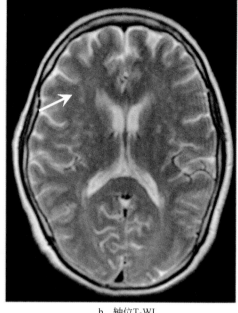

b 轴位T₂WI

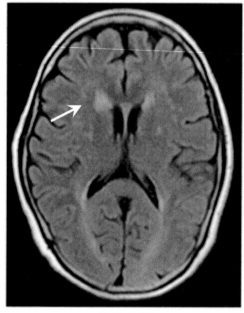

c 轴位T₂FLAIR

腔隙性脑梗死、脑白质病变：双侧侧脑室周围、额叶、基底节区见多发小片状
等或稍长 $T_1$、稍长 $T_2$ 信号，在 $T_2$FLAIR 序列呈高信号改变。

【MRI 表现】

（1）腔隙性脑梗死：腔隙性脑梗死是由脑内小深穿支动脉闭塞所致，而腔隙灶则是腔隙性脑梗死经过较长时间后的转归，即发生软化的旧病灶。腔隙性脑梗死在 $T_1$WI 上呈低信号，$T_2$WI 上呈高信号。对于超早期腔隙性脑梗死则可以结合 DWI 呈现的高信号进行判断。在疾病

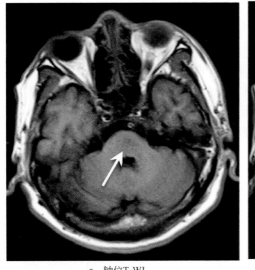
a　轴位T₁WI

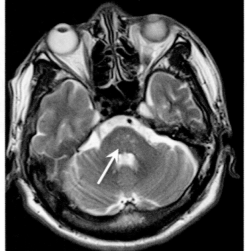
b　轴位T₂WI

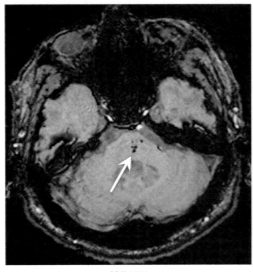
c　轴位SWI

脑干区多发微出血灶：脑干区可见多发小片状稍长 $T_1$、稍长 $T_2$ 信号，

在 SWI 序列可见多发小片状低信号灶。

的不同时期腔隙性梗死灶的大小是会变化的，其慢性期直径可较急性期缩小 $50\%$ 左右，至后期大部分腔隙灶直径 $<5mm$，这种梗死灶多发生在大脑深部的基底节区以及脑干等部位。

（2）脑白质病变：$T_1$WI 上多呈等信号或略低信号，$T_2$WI 呈高信号，边界模糊，无明显占位效应，$T_2$ FLAIR 上则为高信号，边缘模糊呈月晕状，一般无脑室周围白质明显萎缩，无双侧脑室扩大。主要分布于额叶、颞叶、顶枕叶、基底节区、幕下。

（3）脑微出血：脑微出血主要是指在 MR 梯度回波成像或磁敏感加权成像（SWI）序列上表现为直径为 $2\sim10mm$ 的小灶样、圆形、卵圆形、性质均一的低信号且周围无水肿的影像学表现。其好发部位依次为皮质及皮质下白质、基底节、丘脑及脑干、小脑，大多数患者可出现脑内的多个部位的病变。

【影像鉴别】

（1）多发硬化：发病以 $20\sim40$ 岁女性多见，急性期增强扫描可见病变有强化。

（2）炎性病变：病变范围较广泛，部位不固定，需密切结合临床病史诊断。

（3）肾上腺脑白质营养不良：病变分布以侧脑室后角及三角部为著。

【特别提示】

脑小血管病（CSVD）主要指脑内小血管病变导致的疾病，累及的血管直径为 $30\sim800\mu m$，包括发生于小动脉、微动脉、毛细血管和小静脉的疾病。CSVD可引起一系列病理学、神经影像学变化及情感行为异常。临床以脑卒中（脑出血、深部小梗死）、情感障碍、认知功能下降等症状为主。影像学主要表现为脑深部腔隙性梗死、脑白质病变及脑内微出血改变。

# 第二节　脑肿瘤

## （一）星形细胞瘤

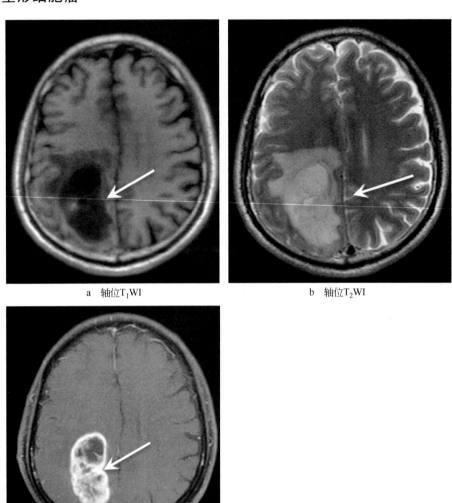

a　轴位$T_1$WI

b　轴位$T_2$WI

c　轴位增强MRI

右颞顶叶间变性星型细胞瘤，呈长 $T_1$ 长 $T_2$ 为主的混杂信号，
明显不均匀强化，周围见部分水肿区，右侧脑室受压变窄，中线局部稍左移。

**【MRI 表现】**

（1）低度星形胶质细胞瘤：肿块在 $T_1WI$ 上呈低信号，在 $T_2WI$ 上呈高信号。钙化、囊变少见。很少有瘤周水肿。肿块常无强化，出现强化提示向恶心转变。

（2）间变型星形细胞瘤：肿块呈长 $T_1$ 低信号及长 $T_2$ 为主混杂信号，囊变、出血、钙化较少。增强扫描肿块常无强化，可有结节状、斑片状强化。

（3）多形性胶质母细胞瘤：肿块在 $T_1WI$ 上呈等、低信号，在 $T_2WI$ 上呈高信号，囊变、出血、钙化较常见，瘤周见明显水肿。增强扫描肿块常明显不均匀环状、花环状强化，中心坏死囊变区无强化。

**【影像鉴别】**

（1）低级别星形细胞瘤需与无钙化的少突胶质细胞瘤及无增强的单发转移瘤鉴别。

（2）高级别星形细胞瘤需与低级别星形细胞瘤及转移瘤、脑脓肿及非典型脑膜瘤等疾病鉴别，一般结合临床病史及病灶强化特点可鉴别。

（3）小脑星形细胞瘤需与室管膜瘤、髓母细胞瘤、血管网状细胞瘤及转移瘤等鉴别。

（4）胶质母细胞瘤呈多发时需与转移瘤相鉴别，据临床病史及病灶强化特点可鉴别。

**【特别提示】**

（1）星形细胞瘤是颅内最常见肿瘤，成年患者常见于大脑半球，儿童患者常见于小脑半球和脑干。

（2）据细胞分化及间变程度不同，可分为纤维性星形细胞瘤、原浆性星形细胞瘤及成星形细胞瘤、多形性胶质母细胞瘤。

## （二）脑膜瘤

**【MRI 表现】**

（1）肿瘤形态：圆形、类圆形或不规则形肿块，边界清楚。

（2）肿瘤信号：多数脑膜瘤呈等 $T_1$ 等 $T_2$ 信号，少数在 $T_2WI$ 上呈高信号，钙化为无信号。

（3）水肿及占位效应：肿瘤压迫脑实质使皮质凹陷可出现皮质扣压征，脑实质水肿显示优于 CT。

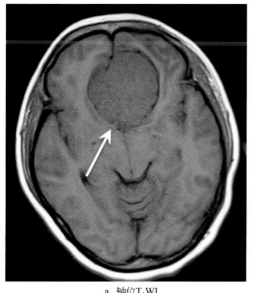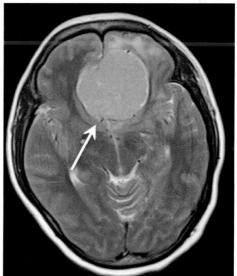

a　轴位$T_1WI$　　　　　　　　　　b　轴位$T_2WI$

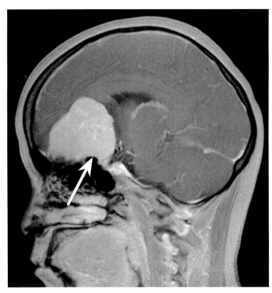

c 矢状位增强MRI

前颅窝底脑膜瘤：前颅窝底见类圆形呈等 $T_1$ 等 $T_2$ 信号，宽基底与前颅窝底相连；
增强扫描呈明显均匀强化，周围见带状水肿区。

（4）脑膜尾征：60％脑膜瘤邻近脑膜发生鼠尾状强化。

（5）邻近骨质改变：脑膜瘤侵及颅骨时，骨结构变得不规则，正常内外板及板障结构消失。

（6）MRS：[1]H-MRS 表现为 N-乙酰天门冬胺酸（NAA）峰的缺乏，胆碱（Cho）峰升高，肌酸（Cr）峰下降，可出现丙氨酸（Ala）峰，并认为其是较特征的改变。

**【影像鉴别】**

大脑凸面脑膜瘤应与胶质瘤、转移瘤及淋巴瘤鉴别；鞍上脑膜瘤主要与垂体瘤鉴别；桥小脑角区脑膜瘤要与神经鞘瘤鉴别；据脑膜瘤 CT 与 MRI 典型表现，结合脑膜瘤的好发部位、性别和年龄等特征，容易诊断。少数表现不典型的脑膜瘤，需与星形细胞瘤、转移瘤和脑脓肿等鉴别。

**【特别提示】**

脑膜瘤为脑外良性肿瘤，好发于大脑凸面、嗅沟、蝶骨嵴、鞍结节等处的硬脑膜。脑膜尾征具有一定特征性，MRA 能明确肿瘤对静脉（窦）的压迫程度及静脉（窦）内有无血栓。

## （三）垂体瘤

**【MRI 表现】**

（1）垂体微腺瘤：表现为垂体高度增加，局部向上或向下膨隆，可见圆形长 $T_1$ 长 $T_2$ 信号，垂体漏斗部或垂体柄向一侧偏移。增强扫描后能提高对微腺瘤的显示，表现为增强垂体中局限性低信号区，动态增强 MRI 明显优于常规 MRI 增强。

（2）垂体大腺瘤：表现为鞍内或鞍上圆形或分叶状肿块，呈等长 $T_1$ 和等长 $T_2$ 信号，囊变坏死区呈长 $T_1$ 低信号和长 $T_2$ 高信号，出血一般呈高信号。增强扫描后肿瘤明显强化。肿瘤向鞍隔上生长时可见腰身征。向鞍上生长者推压视神经及视交叉上抬移位，突

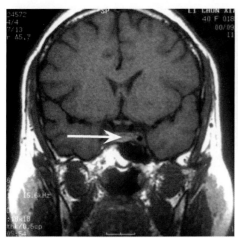

a　冠状位T₁WI

b　冠状位T₂WI

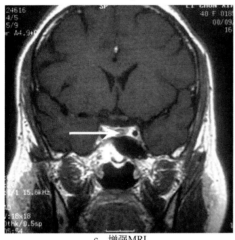

c　增强MRI

垂体微腺瘤：垂体内相对低信号区，增强扫描表现为增强垂体中见局限性低信号区。

入第三脑室可致梗阻性脑积水；向两侧生长则侵入海绵窦，包绕颈内动脉；向下生长可凸向蝶鞍。

【影像鉴别】

（1）颅咽管瘤：常发生于鞍上，大多有明显囊变与钙化，且一般发病年龄较小。

（2）鞍结节脑膜瘤：平扫信号较均匀，多明显均匀强化，可见脑膜尾征。鞍结节脑膜瘤一般伴有蝶鞍的骨质改变，垂体正常或受压。

【特别提示】

垂体瘤是鞍区最常见的肿瘤，MRI对垂体微腺瘤的显示优于CT，直接征象是 $T_1$WI 上垂体内的低信号灶，动态增强检查更为明确。

## （四）听神经瘤

【MRI 表现】

（1）位置与形态：位于桥小脑角区，与硬脑膜呈锐角相交，为圆形或分叶状。

（2）肿瘤信号：较小实性肿瘤呈等 $T_1$ 和长 $T_2$ 信号，较大肿瘤信号不均匀，中心囊变

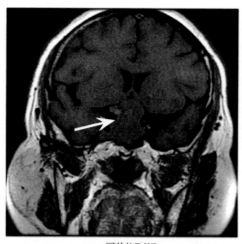

<table>
<tr><td>a 冠状位T<sub>1</sub>WI</td></tr>
</table>

a 冠状位$T_1$WI

b 冠状位$T_2$WI

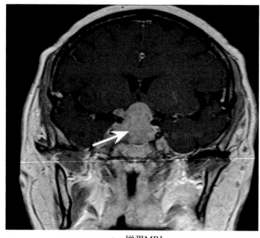

c 增强MRI

垂体巨腺瘤：鞍区肿块，可见"8"字征，肿块向鞍上池生长致鞍上池闭塞，向鞍旁生长
包裹颈内动脉，增强 MRI 肿块明显较均匀强化。

区呈长 $T_1$ 和长 $T_2$ 信号，肿瘤易发生囊变是听神经瘤的特征之一。

（3）邻近结构压迫与侵犯：瘤体较小时仅限于内听道内，肿瘤较大时出现明显的脑外占位征象，可占据邻近的桥小脑角池、环池，第四脑室受压变形移位，伴梗阻性脑积水。

（4）增强表现：肿瘤实性时呈均匀强化，坏死囊变时呈环形强化，囊变区不强化。

**【影像鉴别】**

（1）桥小脑角区脑膜瘤：脑膜瘤有明显均一强化并以广基与岩骨相贴，与岩骨间夹角呈钝角。

（2）胆脂瘤：胆脂瘤无强化，无内耳道扩大，DWI 上呈高信号。

（3）三叉神经瘤：三叉神经瘤常发生于内耳道前方岩骨尖处，有岩骨尖破坏而无内耳道扩大。

（4）颈静脉球瘤：属化学感受器瘤，肿瘤富含血管与血窦，可引起颈静脉孔的扩大和颈静脉嵴、颈静脉管的侵蚀破坏，肿瘤呈浸润性生长，呈长 $T_1$ 和长 $T_2$ 信号，有明

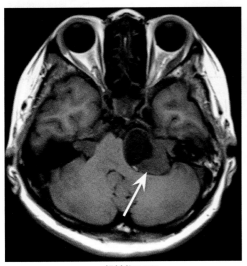

a　横轴位$T_1WI$

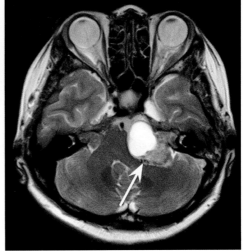

b　横轴位$T_2WI$

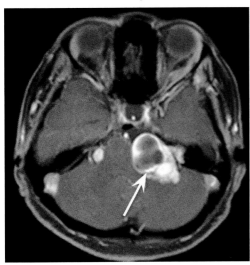

c　增强MRI

左侧听神经瘤：左桥小脑角区肿块，呈大片状不均匀长 $T_1$ 长 $T_2$ 信号改变，

内见较大片状囊变信号区，增强扫描肿块实质呈明显不均匀强化。

显强化。

【特别提示】

听神经瘤是颅神经肿瘤中最常见的一种，多起源于听神经前庭支的神经鞘，为良性脑外肿瘤。临床主要表现为患侧听神经、面神经、三叉神经受损症状。MRI对听神经瘤的确诊率可达100%，CT检查不如MRI。

## （五）颅咽管瘤

【MRI表现】

（1）位置与形态：鞍上池类圆形或分叶状囊性占位。

（2）信号特点：肿瘤信号依成分不同而不同，$T_1WI$可为高、等、低或混杂信号，

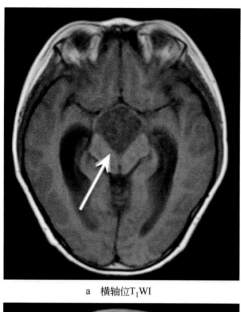

a　横轴位T$_1$WI　　　　　　　　　　b　横轴位T$_2$WI

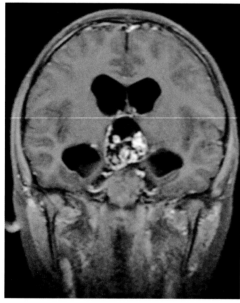

c　冠状位增强MRI

鞍上颅咽管瘤：呈不均匀长 T$_1$ 长 T$_2$ 信号，明显不均匀强化。

T$_2$WI 多为高信号。

（3）增强表现：囊性颅咽管瘤呈环状强化，实性者呈不均匀或均匀强化。

（4）邻近结构压迫与侵犯：肿瘤凸向鞍下可使蝶鞍扩大，向上生长者推压视神经及视交叉上抬移位，突入第三脑室可致梗阻性脑积水。

【影像鉴别】

（1）颅咽管瘤呈囊性，需要与表皮样囊肿、皮样囊肿、畸胎瘤、蛛网膜囊肿等疾病鉴别。

（2）颅咽管瘤呈实性，需要与生殖细胞瘤、星形细胞瘤、动脉瘤、血管网状细胞瘤等疾病鉴别。

【特别提示】

儿童多见，多位于鞍上，绝大多数为囊性并瘤体或囊壁钙化，临床主要表现为高颅压、视力视野受损及内分泌功能紊乱等改变。

## （六）转移瘤

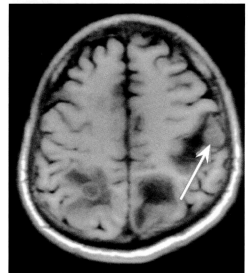

<table>
<tr><td>a 横轴位T$_1$WI</td><td>b 横轴位T$_2$WI</td></tr>
</table>

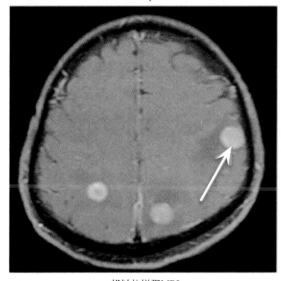

c 横轴位增强MRI

多发转移瘤：脑内见多个结节状等或稍长 T$_1$、稍长 T$_2$ 信号灶，

其周围见较大片状水肿区；增强扫描结节呈现较明显强化。

【MRI 表现】

（1）位于脑灰白质交界区的多发圆形或卵圆形病灶。

（2）平扫多呈长 T$_1$ 低信号及长 T$_2$ 高信号，信号可不均匀，瘤内有出血时呈高信号。

（3）病灶占位效应明显，周围常有明显指状的脑白质水肿区。

（4）增强扫描后肿瘤有明显强化，呈结节状、环形、花环状强化，有时内部可见不规则小结节。

【影像鉴别】

（1）多发性胶质母细胞瘤：病灶大多数较大，边界不清，坏死多见。不易鉴别，注意有无原发灶有助于鉴别。

（2）多发性脑脓肿：脑脓肿多呈环状较均匀薄壁强化，灶周水肿较轻，常有感染病史，通过治疗随访可见病灶好转或消失；而转移瘤多呈结节状及环状强化，灶周水肿较重，一般有原发肿瘤病史。

（3）原发性淋巴瘤：一般 MRI $T_2WI$ 呈等或低信号，很少坏死。

（4）单发转移瘤可与胶质瘤及脑膜瘤相似，但在有原发肿瘤病史的患者中，应首先考虑转移瘤。

【特别提示】

（1）中老年人多发，多自肺癌、乳腺癌、前列腺癌等原发灶经血行转移而来。

（2）转移部位以幕上多见，一般为多发病灶，位于皮白质交界区，灶周水肿明显。

（3）肿瘤中心常发生坏死、囊变及出血，少数见肿瘤内钙化。

## （七）室管膜瘤

【MRI 表现】

（1）位置与形态：多位于脑室系统内，以第四脑室为多，呈结节状或分叶状。

（2）信号特点：室管膜瘤在 $T_1WI$ 为低或等信号，在 $T_2WI$ 多为高信号。肿瘤常有囊变。

（3）增强表现：室管膜瘤多有明显强化。当发生室管膜下转移时，侧脑室周边部可见局灶条状异常强化。

（4）邻近结构压迫与侵犯：第四脑室内室管膜瘤较大时，可使脑干前移、小脑蚓部及小脑幕上移；第三脑室内室管膜瘤易致梗阻性脑积水；侧脑室的室管膜瘤多位于室间孔附近，常引起单侧或双侧脑积水。

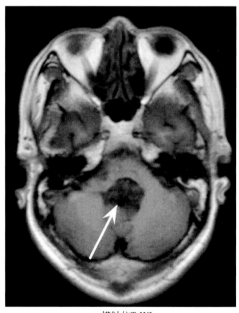 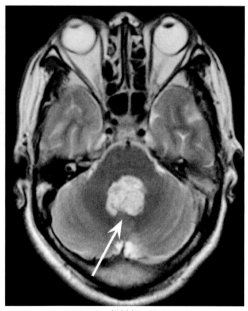

| a 横轴位$T_1WI$ | b 横轴位$T_2WI$ |

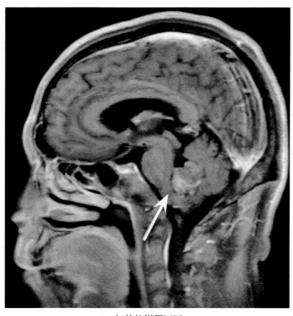

c 矢状位增强MRI

第四脑室室管膜瘤：$T_1WI$ 为低或等信号，$T_2WI$ 呈高信号，有明显强化，内见囊变信号。

**【影像鉴别】**

发生于脑室内的室管膜瘤需与胶样囊肿、脉络膜乳头状瘤、脑膜瘤等鉴别。

（1）胶样囊肿：胶样囊肿位于第三脑室前部、室间孔部位，$T_1WI$ 为等信号或略高信号，$T_2WI$ 多为高信号。边缘光滑，无明显强化。

（2）脉络膜乳头状瘤：脉络膜乳头状瘤常发生于 10 岁以下儿童，可致交通性脑积水，$T_1WI$ 为低信号，有时与脑脊液信号难鉴别，呈明显均匀强化。

（3）脑膜瘤：好发于侧脑室三角区，呈圆形、类圆形或分叶状，$T_1WI$ 为等、低信号，$T_2WI$ 多为等、高信号，有均匀强化。

**【特别提示】**

小儿及青少年好发，多位于第四脑室，肿瘤有明显强化，常有脑积水。

## （八）髓母细胞瘤

**【MRI 表现】**

（1）位置与形态：多位于小脑蚓部呈类圆形，边界清楚。

（2）信号特点：髓母细胞瘤在 $T_1WI$ 上为低信号，在 $T_2WI$ 上多为等或高信号。肿瘤常有囊变。

（3）增强表现：髓母细胞瘤多有明显强化。MRI 可显示沿脑脊液种植转移灶。

（4）邻近结构压迫与侵犯：第四脑室受压变形或消失，并向前上移位可使脑干前移，常伴幕上梗阻性脑积水。

**【影像鉴别】**

（1）室管膜瘤：髓母细胞瘤起源于小脑蚓部，使第四脑室受压变形或消失；而室管膜瘤起源于脑室内，使四脑室扩大，肿瘤后方可见残留的第四脑室腔隙。

（2）小脑星形细胞瘤：小脑星形细胞瘤多见于儿童，位于小脑半球，多呈囊性，增强后呈环形强化。髓母细胞瘤少数位于小脑半球，呈实性，而坏死囊变少见，增强后呈均匀强化。

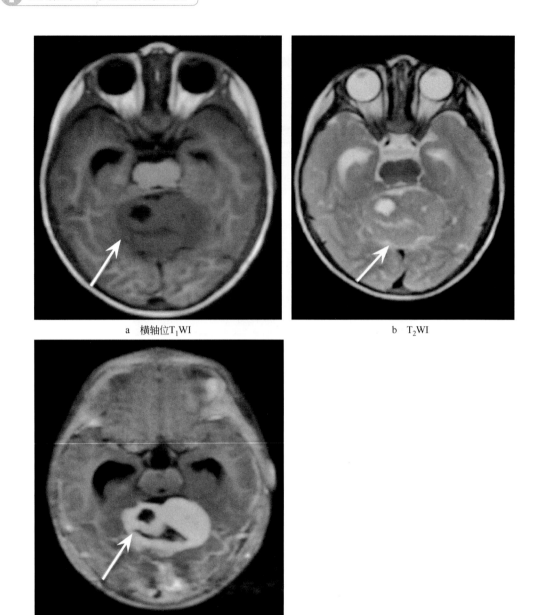

a 横轴位T₁WI   b T₂WI

c 增强MRI

*髓母细胞瘤：小脑蚓部类圆形长 T₁ 长 T₂ 信号，内可见囊变区，*
*有明显强化。第四脑室受压变形并向前上移位。*

**【特别提示】**

肿瘤在儿童主要发生于小脑蚓部，容易突入第四脑室；成人主要发生在小脑半球，肿瘤浸润性生长，囊变、出血及钙化少见。有明显强化，易出现脑脊液转移。

## (九) 生殖细胞瘤

**【MRI 表现】**

(1) 位置与形态：常见的部位为中线区域，包括松果体区及鞍区；基底节区及丘脑区是少见的发生部位；位置不同形态不同，可以呈现圆形、类圆形或不规则形。

(2) 信号特点：生殖细胞瘤在 T₁WI 上为稍低信号或等信号，在 T₂WI 上多为等或稍高

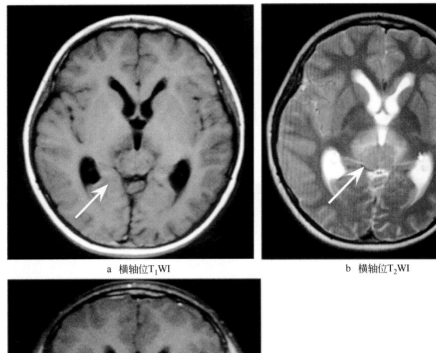

a　横轴位T$_1$WI
b　横轴位T$_2$WI

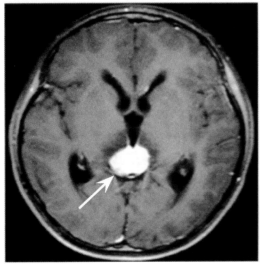

c　增强MRI

生殖细胞瘤：第三脑室后部类圆形等 T$_1$、等或稍长 T$_2$ 信号，有明显强化；

左侧侧脑室前角局部室管膜区见条片状明显强化灶，提示为室管膜瘤室管膜下播散病灶。

信号。肿瘤常有囊变。

（3）增强表现：多呈现花环样或不规则形明显强化。MRI 可显示沿室管膜及脑脊液的种植播散灶。

（4）邻近结构压迫与侵犯：当生殖细胞瘤发生于松果体区时，会在 MRI 矢状位显示中脑导水管受压的程度，第三脑室及侧脑室会出现梗阻性脑积水征象。

【影像鉴别】

（1）松果体细胞瘤：松果体区的生殖细胞瘤需与松果体细胞瘤鉴别。松果体细胞瘤的 CT、MRI 平扫表现与生殖细胞瘤相似，但其强化程度不如生殖细胞瘤显著；松果体细胞瘤内可见多发散在钙化斑点，而生殖细胞瘤多推挤钙化的松果体移位；松果体细胞瘤多见于女性患者。

（2）转移瘤：多发生殖细胞瘤需与转移瘤鉴别，转移瘤多见于成人，常有原发病灶，且通常为多发病灶，脑实质内转移瘤多伴有水肿，而生殖细胞瘤不易出现肿瘤周围水肿改变。

**【特别提示】**

松果体区生殖细胞瘤常发生于 30 岁以前，15 岁为发病最高峰年龄，男性患者明显多于女性患者；而鞍区生殖细胞瘤则女性患者多见。有明显强化，易出现脑脊液、室管膜播散。鞍上池、基底节、脑室或脑实质其他部位同时有肿瘤病灶存在时要考虑生殖细胞瘤的可能性。

# 第三节　颅脑感染性病变

## （一）脑脓肿

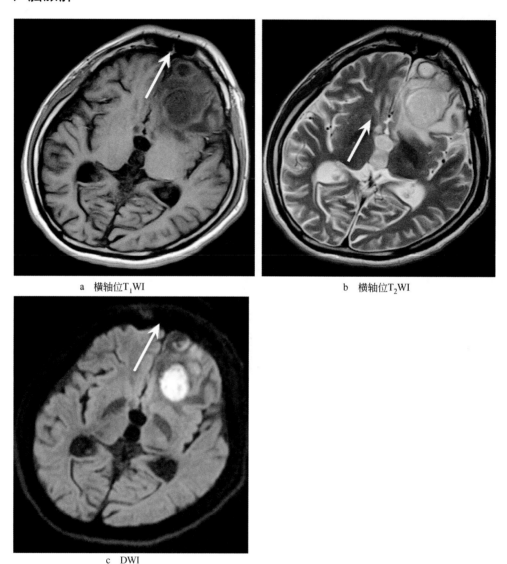

a　横轴位T$_1$WI

b　横轴位T$_2$WI

c　DWI

左额叶脑脓肿：左额叶见斑片状长 T$_1$、长 T$_2$ 信号，
DWI 序列呈高信号改变，其周围可见水肿区。

**【MRI 表现】**

（1）急性脑炎期：病变范围小，位于皮层或皮髓质交界区，T$_2$WI 呈略高信号，病变进一步发展，范围扩大，$T_1WI$ 为低信号，$T_2WI$ 多为高信号，占位效应明显。

（2）化脓期和包膜形成期：$T_1WI$ 脓腔和其周围水肿为低信号，两者之间的脓肿壁为等信号环形间隔。$T_2WI$ 脓腔和其周围水肿为高信号，脓肿壁为等或低信号。DWI 脓腔呈高信号，增强扫描后，脓肿壁显著强化，脓腔不强化。少数形成多房性脓肿。

**【影像鉴别】**

（1）星形细胞瘤：脑脓肿形成早期表现为斑片状或不完整环状强化时，影像上与星形细胞瘤难以鉴别，需要结合临床病史鉴别。

（2）转移瘤：转移瘤多发，呈结节状及环状强化，环壁多厚薄不均，灶周水肿显著。

**【特别提示】**

一般有局部或全身感染症状。DWI 上呈明显高信号有助于与脑肿瘤鉴别。

## （二）结核性脑膜脑炎

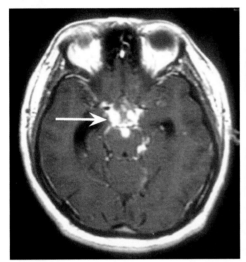
a 横轴位$T_1WI$

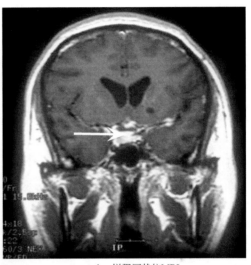
b 增强冠状位MRI

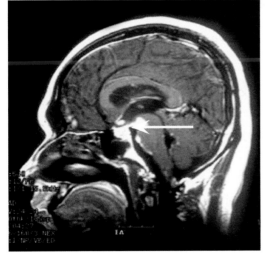
c 增强矢状位MRI

视交叉池和桥前池结构分辨不清。$T_1WI$ 信号增高，增强扫描呈异常强化。

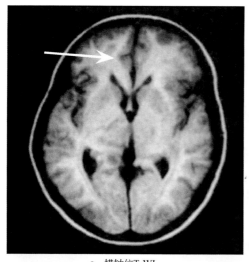

a 横轴位T₂WI

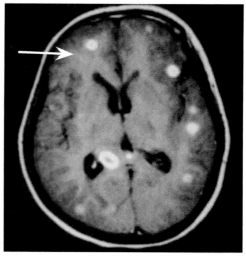

b 横轴位T₁WI增强

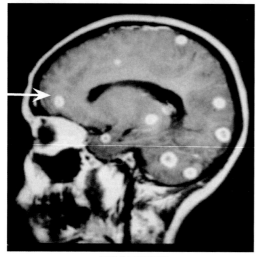

c 矢状位T₁WI增强

*颅内多发结核球：$T_1$WI 信号低，包膜为等信号，$T_2$WI 多数信号不均匀*

**【MRI 表现】**

（1）结核性脑膜脑炎：以脑底部为重，视交叉池和桥前池结构分辨不清。$T_1$WI 信号增高，$T_2$WI 信号更高，增强扫描显示异常强化。

（2）结核球：$T_1$WI 信号低，包膜为等信号，$T_2$WI 多数信号不均匀，包膜信号可低可高。钙化在 $T_1$WI 和 $T_2$WI 均为低信号。

**【影像鉴别】**

（1）结核性脑膜炎和其他病因发生的脑膜炎有时较难鉴别，需结合病史及临床综合判断。

（2）结核性脑膜炎主要和脑膜癌鉴别，前者的脑膜强化也表现为脑膜线形强化，但一般不会出现结节形强化，而脑膜癌可同时有脑内转移。

（3）结核瘤和结核性脑脓肿的环形强化需与胶质瘤、转移瘤、脑囊虫的环形强化鉴别。结核瘤和结核性脑脓肿的环形强化环壁较均匀一致。而胶质瘤呈壁厚薄不均匀的环状强化。脑转移瘤以中老年人为多，以幕上多见，脑水肿更明显。脑囊虫一般为多发，边界清楚，灶旁水肿轻，占位效应轻，其内见偏心的头节时，更有助诊断。

【特别提示】

结核性脑膜脑炎的定性诊断必须结合临床才能做出。

### （三）病毒性脑炎

【MRI 表现】

（1）病毒性脑炎：表现为脑内的多发性或单发性病灶，多见于双侧大脑半球额、顶、颞叶及基底节-丘脑区，可对称或不对称分布，亦可累及脑干和小脑。病变侵犯以灰质为主，主要位于皮层；急性脱髓鞘脑炎则主要位于皮层下及侧脑室周围白质。在 $T_1WI$ 上呈低信号，在 $T_2WI$ 上呈高信号。DWI 比常规 MRI 更早期发现病灶，当出现细胞毒性水肿时，DWI 出现异常高信号表现。增强扫描病灶实质内出现弥漫或脑回样强化，但强化程度低于软脑膜强化程度。

（2）单纯疱疹病毒脑炎表现较具特征性。病灶常见于颞叶、岛叶、额叶底部和扣带回，

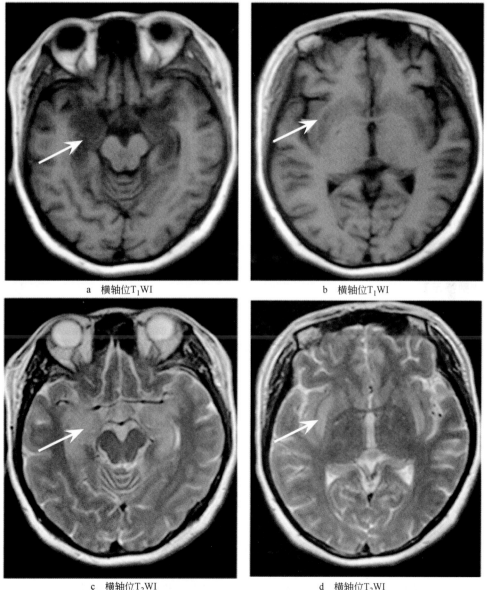

a 横轴位$T_1WI$  b 横轴位$T_1WI$

c 横轴位$T_2WI$  d 横轴位$T_2WI$

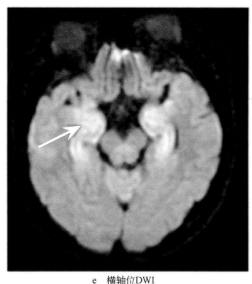 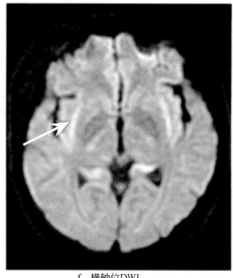

e 横轴位DWI　　　　　　　　f 横轴位DWI

病毒性脑炎：双侧海马、颞叶深部、岛叶对称分布的长 $T_1$、长 $T_2$ 信号，

DWI 呈高信号改变，相应脑回略增宽，脑组织肿胀。

呈单侧或双侧不对称分布，但较少累及豆状核。在 $T_1WI$ 上呈低信号，在 $T_2WI$ 上呈高信号，病变与豆状核之间常可见清晰边界，伴病灶内出血者，在 $T_1WI$ 及 $T_2WI$ 上均呈高信号。增强扫描，病变早期多强化不明显，明显强化见于病变第 2～4 周，呈脑回状或斑片状强化。

**【影像鉴别】**

（1）多发硬化：临床症状多具有缓解、复发或临床缓慢进展的特征，急性期增强扫描，可见病灶有强化。

（2）脑梗死：多年龄偏大，起病急，病灶范围与血管分布范围一致。

（3）脑转移瘤：常有原发肿瘤病史，且病灶内多可见瘤结节。

**【特别提示】**

病毒性脑炎影像学表现缺乏特异性，诊断需密切结合临床及实验室检查。

# 第四节　脑白质脱髓鞘疾病

## （一）多发性硬化症

**【MRI 表现】**

（1）病灶的分布：多发生于侧脑室周围白质，也可见于脑干、脊髓。

（2）病灶形态特点：病灶呈长圆形或圆形，未融合的病灶常较小，位于侧脑室周围的病灶长轴常与侧脑室长轴垂直。位于脑干的病灶多呈斑点状，位于脊髓的病灶呈长条状。

（3）信号特点：斑块易在 $T_2WI$ 上显示出来，静止期的硬化斑块在 $T_1WI$ 上呈低信号，增强扫描后没强化，而活动期病灶只在 $T_2WI$ 上表现为高信号，$T_1WI$ 上多表现为等信号，增强扫描后有强化；$T_2$ Flair 序列对显示病变较敏感。

**【影像鉴别】**

（1）脑白质疏松症：多无多发性硬化症的临床表现，病灶一般不发生对比增强。此外，

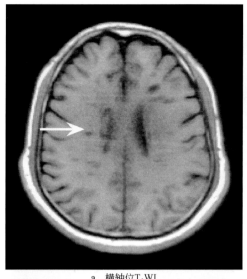

a 横轴位T₁WI

b 横轴位T₂WI

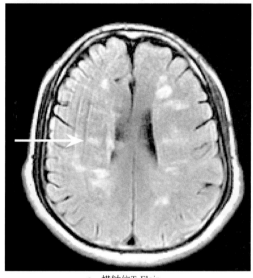

c 横轴位T₂Flair

多发性硬化症：双放射冠多发斑片状长 T₁ 长 T₂ 信号，部分垂直于双侧脑室。

脑白质疏松症常伴发腔隙性脑梗死与脑萎缩。

（2）血管炎性病变：血管炎的脑室周围白质变化常比外围白质变化小，可见皮质病灶或局限性萎缩。

（3）急性散在性脑脊髓炎：一般急性发作，脑灰质受侵犯机会多，全部病灶增强情况相仿。

【特别提示】

20～40 岁女性多见，主要累及中枢神经系统白质，好发于室管膜下，病灶多发，是以病程缓解与复发为特征的脱髓鞘疾病。病因不明，与自身免疫反应有关。

## （二）肾上腺脑白质营养不良

【MRI 表现】

（1）病变部位：双侧脑室三角区及枕角周围脑白质大片对称性病变，从后向前逐渐发

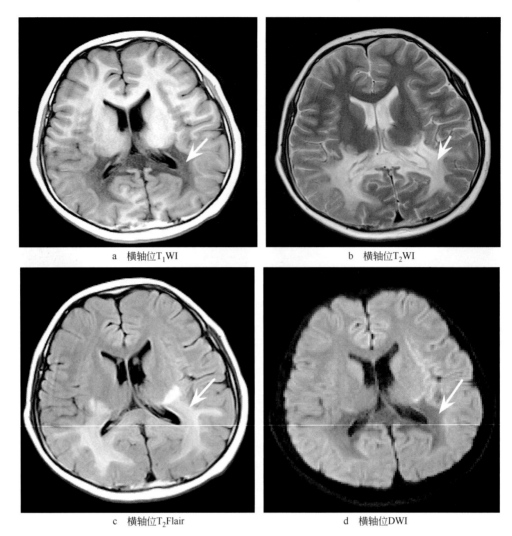

a 横轴位T₁WI　　　　　　　　　　　　b 横轴位T₂WI

c 横轴位T₂Flair　　　　　　　　　　　d 横轴位DWI

肾上腺脑白质营养不良：双侧脑室后角周围脑白质区大片状对称性长 T₁ 长 T₂ 信号，

T₂Flair 呈高信号，DWI 呈低信号，病变累及胼胝体，呈蝴蝶形。

展，受累胼胝体可将两侧病灶连为一体，形成蝴蝶形病灶；双侧下丘臂、脑桥及延髓腹侧可见对称分布的斑片状病灶，病灶向前可累及基底节区及额叶。

（2）病变的信号：在 T₁WI 上蝶形病灶均呈低信号，后部信号最低，且境界清晰；前部病灶信号较后部高，境界不清晰，胼胝体压部呈明显低信号，与病变后部信号相类似。在 T₂WI 上病变呈高信号，信号不均匀，后部信号最高，前部信号略高。脑干病变呈略长 T₁ 长 T₂ 信号。DWI 示双侧脑室三角区及枕角周围脑白质呈明显低信号；在病灶向前扩展区域的边缘，DWI 为高信号；在两者之间的区域 DWI 为稍高信号；受累皮质脊髓束 DWI 为高信号。

（3）增强扫描：病灶边缘可见花边状或带状强化，一般均无占位效应；有的病灶强化不明显，仅边缘部分略强化。

【影像鉴别】

（1）异染性脑白质营养不良：是一种常染色体隐性遗传性疾病，常于婴儿期、青春期及成年早期阶段起病；T₁WI 呈低信号，T₂WI 呈高信号，可累及内囊后肢和其他白质通路、小脑和脑干，伴弥漫性脑萎缩；本病不累及皮层下弓形纤维。

（2）多发性硬化：20～40 岁女性多见，病灶多发，病程较长，是以缓解与复发为特征的脱髓鞘疾病。

【特别提示】

肾上腺脑白质营养不良是一种 X 连锁隐性遗传性疾病，好发于 3～14 岁的男孩，临床表现以进行性脑功能障碍合并肾上腺皮质功能不全为特点。脑与肾上腺皮质受损症状可分别出现，并以前者症状为突出。

### （三）急性播散性脑脊髓炎

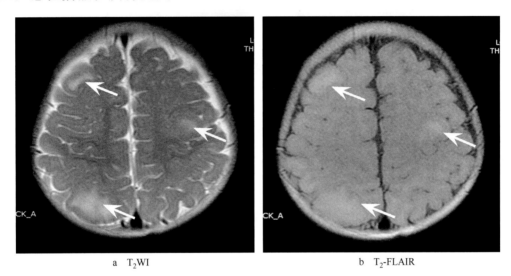

a　$T_2WI$　　　　　　　　　　b　$T_2$-FLAIR

急性播散性脑脊髓炎：双侧额顶叶白质区见多发斑片状长 $T_2$ 信号，$T_2$-FLAIR 呈高信号，边界模糊。

【MRI 表现】

病变多位于大脑半球白质区，小脑、脑干等部位也可见，呈长 $T_1$ 长 $T_2$ 信号，多呈圆形或卵圆形，增强扫描可表现为无强化及明显强化，呈点状、环状或开环状强化。

【影像鉴别】

（1）脑梗死：当发现的病灶较大且具有明显的占位效应时，注意与脑梗死进行鉴别，脑梗死患者多数为心血管疾病患者，病变一般不强化或呈脑回样强化。

（2）多发性硬化：病灶多位于两侧脑室旁，病灶形状多为类圆形斑片状且与脑室垂直排列，激素治疗对多发性硬化效果良好。

【特别提示】

病毒感染是导致该病诱发的重要因素，尤以单纯疱疹病毒感染最为常见，急性播散性脑脊髓炎的主要特点是发病急骤，病情进展迅速，对于该急症的诊断，临床难度较大。

### （四）视神经脊髓炎

【MRI 表现】

视神经脊髓炎病变多侵犯视神经和脊髓，以颈髓或颈胸髓同时受累最为多见。大部分病变沿脊髓长轴蔓延，常累及 3 个以上椎体平面，病变多位于脊髓中部，可向上延伸至延髓下部。病变呈条状 $T_1WI$ 低信号、$T_2WI$ 高信号，增强扫描呈不规则形明显强化。视神经损害相当常见，受累视神经肿胀增粗。颅内病变较少见，可为散在异常信号。

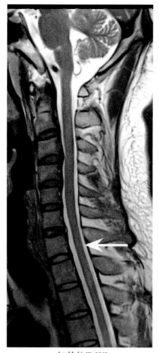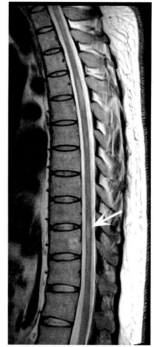

a　矢状位T$_2$WI　　　　　　　b　矢状位T$_2$WI

视神经脊髓炎：C7 水平颈髓（a）、T9～T10 水平胸髓（b）可见条状 T$_2$WI 高信号，
边界模糊，位于脊髓中央区（箭头所示）。

**【影像鉴别】**

多发性硬化：可发生于任何节段，早期常累及颈髓，病变范围不等，一般局限于 2 个椎体平面。T$_1$WI 呈等或稍低信号，T$_2$WI 呈高信号，增强扫描呈不规则条状、片状强化。行头颅 MRI 扫描，脑内也可见斑片状异常信号。

**【特别提示】**

视神经脊髓炎起病急，预后差，女性多见，反复发作为其常见表现。

# 第五节　颅脑先天性发育异常

## （一）先天性脑积水

**【MRI 表现】**

幕上脑室明显扩大，额颞顶叶脑实质减少，小脑及脑干一般发育正常，枕叶、基底核、丘脑可保存。

**【影像鉴别】**

缺氧缺血性脑病：可出现广泛大脑半球异常信号，双侧脑室不规则性扩张，但不如脑积水明显，严重者可出现胼胝体、丘脑及脑干的萎缩。

**【特别提示】**

先天性脑积水是临床上一种常见的胎儿畸形，出生后数周或者数月之后出现头颅快速进行性增大，可出现"落日征"，先天性脑积水常合并脏器发育畸形。

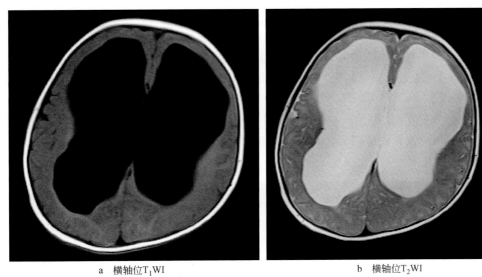

a　横轴位T₁WI

b　横轴位T₂WI

脑积水：双侧脑室明显扩大。

## （二）脑裂畸形

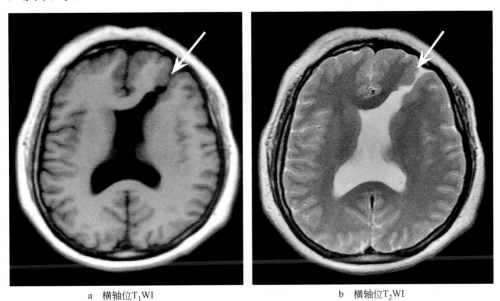

a　横轴位T₁WI

b　横轴位T₂WI

脑裂畸形：左额叶皮质区内衬的脑裂直达左侧脑室前角。

**【MRI 表现】**

典型表现为灰质内衬横贯大脑半球的裂隙。主要特征如下。

（1）多发生于外侧裂上方中央沟附近。

（2）单侧或双侧发生，以单侧多见。

（3）据裂隙分离程度和受累区域大小可分为融合型和分离型。分离型裂隙较宽，外端与蛛网膜下腔连接处增宽呈喇叭状，多数内端与侧脑室外壁的局限性峰状突起相连。MRI 易显示异位灰质内衬反折的裂隙。融合型裂隙两端增宽与分离型相仿。

（4）本病多散发，常与脑其他先天发育畸形并存，如同属神经元移行异常的灰质异位、巨脑回及透明隔缺如、胼胝体发育不良等。

【影像鉴别】

（1）轻度的脑裂畸形需与正常脑沟及扩大的外侧裂池相鉴别。后者脑沟或外侧裂池周围无皮质内折，沟底也无团块状异位灰质，而且正常脑沟的深度要比异常脑裂浅。

（2）分离型脑裂畸形应与先天性的脑穿通畸形相鉴别。后者无灰质衬，其腔隙呈球形或扇形。

【特别提示】

脑裂畸形为脑发育不全的一种特殊类型，常伴灰质异位，可合并小脑回畸形或巨脑畸形。脑裂畸形可分为单侧或双侧，据融合程度又可分为融合型和非融合型。

## （三）脑灰质异位

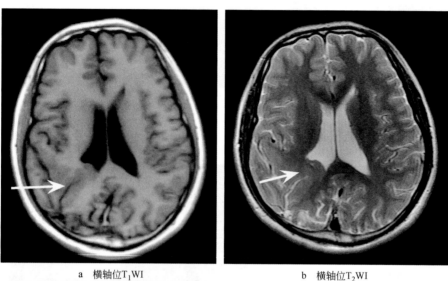

a　横轴位$T_1WI$　　　　　　　　b　横轴位$T_2WI$

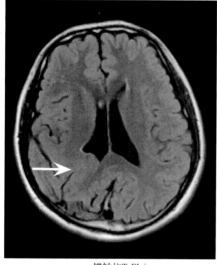

c　横轴位$T_2Flair$

脑灰质异位：右颞顶叶交界区灰质向内移位，右侧脑室后角受压，外缘与正常灰质相连。

【MRI 表现】

与灰质信号相等的异位灰质位于白质内，无论是平扫还是增强病灶信号强度均与正常灰质相同。多位于半卵圆中心，可有轻度占位效应，邻近的脑室壁可有局部压迹而内凹，外端与正常灰质相连续。灰质异位时，可以合并脑裂畸形。

**【影像鉴别】**

灰质异位症需与星形细胞瘤、胶质细胞增生、结节性硬化等颅内疾病鉴别，星形细胞瘤强化时可有不同程度的灶性增强，胶质细胞增生虽无强化，但其病灶无伴随异常脑沟，而结节性硬化可见典型的室管膜下点状钙化。

**【特别提示】**

（1）脑灰质异位症属先天性神经元移行异常疾病，可以单独存在，也可以合并中枢系统其他畸形。主要临床症状是癫痫发作。

（2）MRI是诊断脑灰质异位症的最理想手段，病灶无论是平扫还是增强其信号强度均与正常灰质相同。

（3）灰质异位时，可以合并脑裂畸形，应注意观察，不应遗漏。

（4）新生儿常见的孤立性异位神经元，在出生后几个月移行完成后消失，不是真正的灰质异位。

## （四）胼胝体发育不良

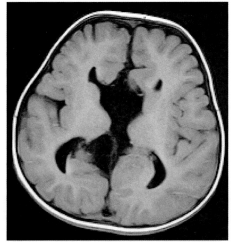
a 横轴位T$_1$WI

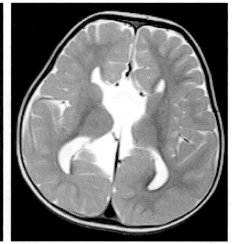
b 横轴位T$_2$WI

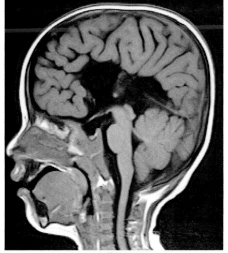
c 矢状位T$_1$WI

胼胝体发育不良：胼胝体缺如，双侧侧脑室分离，第三脑室位置抬高。

**【MRI 表现】**

正中矢状位 $T_1WI$ 平扫观察胼胝体的效果最佳。大脑纵裂接近第三脑室前部,若胼胝体嘴部不发育则纵裂与透明隔间腔相通,直达第三脑室前部;胼胝体可全部或部分缺如,侧脑室前角向外移位,侧脑室体部分离,相互平行;大脑半球内侧面的脑沟呈放射状排列(在矢状面图像上);海马发育低下,导致侧室颞角扩大;第三脑室位置升高;胼胝体膝部可合并脂肪瘤,表现为 $T_1WI$ 高信号、$T_2WI$ 高信号,脂肪抑制序列呈低信号。

**【影像鉴别】**

(1)广泛缺血低血氧脑病:引起广泛脑白质疏松,同时可侵犯胼胝体,使半球纵裂增宽,与胼胝体发育不良很像,二者鉴别有赖于临床病史。

(2)大脑半球纵裂囊肿:位于中线,边界锐利,同脑脊液信号,横轴位难与扩大上升第三脑室鉴别,冠状位显示囊肿位于侧脑室上方,而扩大上升的第三脑室介于侧脑室之间。

**【特别提示】**

胼胝体发育不良是常见的先天性颅脑畸形,它分为部分型缺如及完全型缺如。可单独存在,也可以合并其他中枢神经系统先天畸形。

## (五) 小脑扁桃体下疝畸形

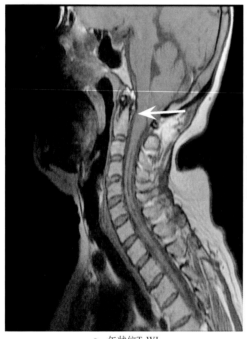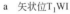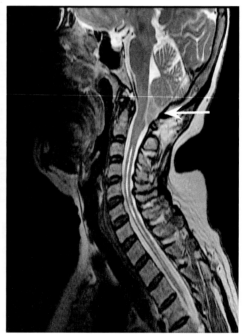

| a 矢状位$T_1WI$ | b 矢状位$T_2WI$ |

小脑扁桃体下疝畸形并脊髓空洞症:小脑扁桃体下缘变尖下移,脊髓内可见条状长 $T_1$ 长 $T_2$ 信号。

**【MRI 表现】**

矢状位 MRI 显示病变最清晰,表现为小脑扁桃体下缘变尖,超出枕骨大孔下缘,一般超出 3~5mm 为可疑异常,超出 5mm 以上即可做出诊断。可合并脊髓空洞症,亦可伴有颅颈交界区畸形:如颅底凹陷症、颈椎融合畸形等。

**【影像鉴别】**

需与颅内压升高导致的小脑扁桃体下疝畸形鉴别,一般伴有颅内高压征象。

【特别提示】

小脑扁桃体下疝畸形为小脑先天性发育异常，临床主要表现为深感觉障碍、共济失调，合并脑积水时有颅内高压表现。

## （六）蛛网膜囊肿

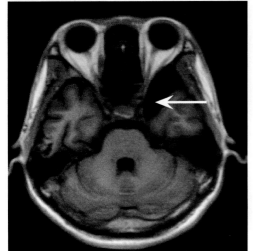

a 横轴位T₁WI

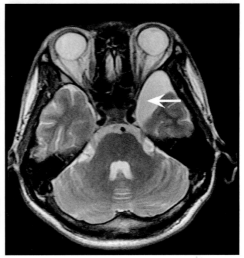

b 横轴位T₂WI

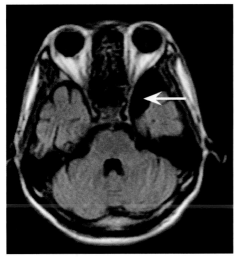

c 横轴位T₂Flair

蛛网膜囊肿：左颞部类椭圆形长 $T_1$ 长 $T_2$ 信号，$T_2$Flair 呈低信号，边缘较清，邻近脑质受推压移位。

【MRI 表现】

病变表现为长 $T_1$ 长 $T_2$ 信号，与脑脊液信号完全一致，但囊内蛋白和脂类成分较高时，在 $T_1$WI 与 $T_2$WI 上信号可稍高于脑脊液。

【影像鉴别】

鞍上池的囊肿需与第三脑室扩大相鉴别，后颅窝蛛网膜囊肿需与后颅窝肿瘤如血管网状细胞瘤、表皮样囊肿相鉴别。据各自的信号特点及增强特点，鉴别不难。

【特别提示】

蛛网膜囊肿是脑脊液在脑外异常的局限性聚集，可分为原发性与继发性两种。临床上部分病人无任何症状，部分病人可有轻瘫、癫痫发作等。

### （七）神经纤维瘤病

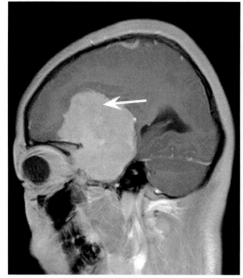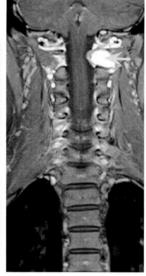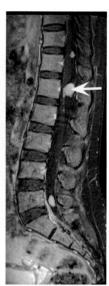

a　矢状位MRI增强　　　　　b　冠状位MRI增强　　　　　c　矢状位MRI增强

*神经纤维瘤病Ⅱ型：颅内可见脑膜瘤，C1、C2左侧椎间孔区神经源性肿瘤，*
*胸腰椎管内多发神经源性肿瘤。*

### 【MRI 表现】

可发现多发性神经纤维瘤的瘤体，以及肿瘤所引起的占位征象。

（1）脑神经瘤最常见的是听神经瘤，多为双侧。

（2）脑发育异常可见到脑大畸形、胼胝体发育不全、灰质异位等。

（3）脑血管异常可见到动脉瘤、动静脉畸形。

（4）眶内肿瘤可为视神经纤维瘤、脑膜瘤或胶质瘤。

### 【影像鉴别】

根据临床表现及 MRI 综合影像，一般诊断不难。

### 【特别提示】

本病为常染色体显性遗传的疾病。特征是多发性神经纤维瘤和皮肤棕色色素斑。常并发其他脑肿瘤，如脑膜瘤、神经鞘瘤、胶质瘤等。

# 第六节　颅脑损伤

## 一、脑挫裂伤

### 【MRI 表现】

（1）损伤区局部水肿：水肿区大小可从几厘米至全脑，形态不一，边缘模糊，白质区明显。当为多发病灶，数天至数周后，水肿区有些可以恢复至正常脑组织信号，有些进一步发展为脑脊液信号，提示脑组织软化。挫裂伤重并且范围大者，晚期可出现脑内囊性病灶。

（2）散在点片状出血：位于水肿区内，形态常不规则，有些可融合为较大血肿，根据出

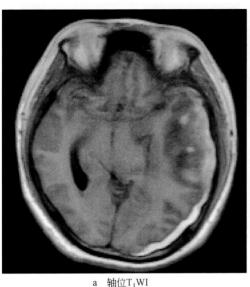
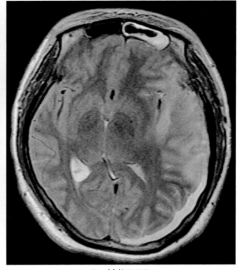

a 轴位T<sub>1</sub>WI            b 轴位T<sub>2</sub>WI

$T_1WI$ 示左侧颞叶见斑点状高信号，周围见低信号水肿区；同时可见合并的硬膜下血肿；

$T_2WI$ 示挫裂伤呈等信号，水肿区呈高信号；同时显示硬膜下血肿呈高信号。

血时间不同，出血灶 $T_1WI$ 可呈低、等、高信号，呈高信号是典型表现。3～7 天开始吸收，1～2 个月完全吸收或遗有坏死液化区。

（3）蛛网膜下腔出血：较重的脑挫裂伤常合并有蛛网膜下腔出血，表现为大脑纵裂池、脑池 $T_1WI$ 信号增高。但数天后 $T_1WI$ 高信号即减低、消失。

（4）占位及萎缩表现：挫裂伤范围越大，水肿范围越大，占位效应越明显。表现为同侧脑室受压，中线结构向健侧移位；重者出现脑疝征象。水肿高峰期过后，占位征象逐渐减轻，后期可出现脑萎缩征象。

（5）合并其他征象：如脑内血肿、脑外血肿等。

【诊断要点】

有外伤史，出现出血及水肿信号，诊断不难。但是，诊断骨折及脑内积气 MRI 不如 CT 具有优势。

# 二、颅内血肿

## （一）硬膜外血肿

### 【MRI 表现】

硬膜外血肿位于颅骨内板下，呈梭形或双凸形，边界锐利。血肿信号强度变化与血肿的时间和设备的磁场场强有关。血肿超急性期，$T_1WI$ 呈等或稍低信号，急性期及亚急性期呈高信号；$T_2WI$ 超急性期呈等信号，急性期及亚急性期呈高信号；慢性期 $T_2WI$ 呈高信号，$T_2$-Flair 呈低信号。

### 【诊断及鉴别诊断】

诊断要点：①患者有外伤史；②MRI 显示颅骨内板下呈双凸形，边界清楚，

超急性期 $T_1WI$ 呈等或低信号，急性期、亚急性期 $T_1WI$ 呈高信号。有时急性硬膜下血肿也可呈梭形，与硬膜外血肿鉴别较难，通常硬膜外血肿范围较局限，同时伴有颅骨骨折，有助于鉴别。

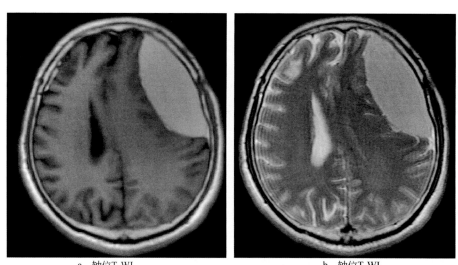

a 轴位T₁WI　　　　　　　　　b 轴位T₂WI

MRI平扫示左额部颅骨内板下见双凸形异常信号，$T_1$WI呈高信号，

$T_2$WI呈中等高信号；邻近脑实质受压，中线结构略右移。

## （二）硬膜下血肿

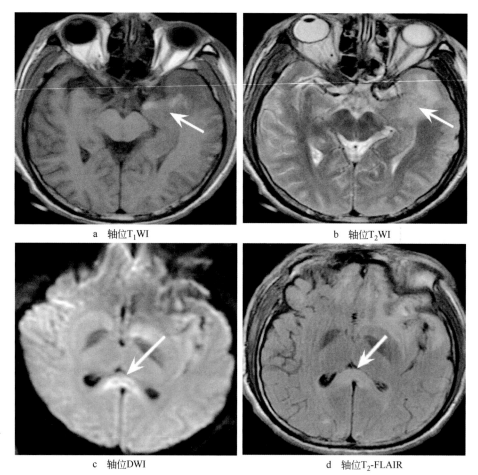

a 轴位T₁WI　　　　　　　　　b 轴位T₂WI

c 轴位DWI　　　　　　　　　d 轴位T₂-FLAIR

MRI示左侧颞叶脑挫裂伤（a、b箭头所示），$T_1$WI呈斑片状高信号，$T_2$WI及$T_2$-FLAIR呈高信号，周围见

水肿区；胼胝体压部轴索损伤（c、d箭头所示），DWI呈斑片状高信号，$T_2$-FLAIR呈稍高信号，边界模糊。

**【MRI 表现】**

MRI 检查能够显示小和改变轻微的病灶，特别是对胼胝体和颅后窝的病变观察具有优势。如果病变为非出血性，$T_2WI$ 多表现为脑白质、灰白质交界处和胼胝体、脑干及小脑散在、分布不对称的斑片、斑点状 $T_1WI$ 呈等或低信号；急性期出血病灶呈 $T_2WI$ 低信号，$T_1W$ 等或高信号，周围可见水肿信号；亚急性和慢性期出血的信号强度随时间而异。DWI 对诊断超急性期及急性期脑弥漫性轴索损伤（diffuse axonal injury，DAI）具有很高的敏感性，显示出血为低信号而脑组织肿胀为高信号；磁敏感（SWI）序列对微小出血灶有更高的检出能力。

**【诊断与鉴别诊断】**

根据严重的脑外伤史，MRI 有上述表现，且患者病情危重，而颅内无大的血肿或影像与临床表现相差巨大，提示 DAI 可能。SWI 对微小出血灶检出更具优势。

# 第七节 脊髓和椎管内疾病

## 一、椎管内肿瘤

### （一）室管膜瘤

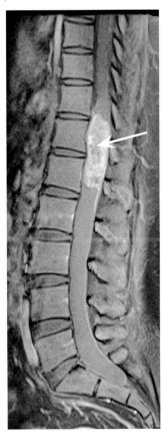
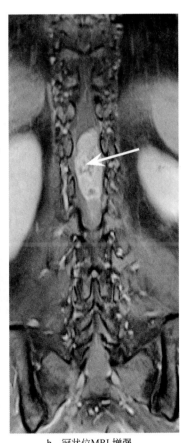

a 矢状位MRI 增强　　　　b 冠状位MRI 增强

室管膜瘤：T12～L1 水平椎管内见不规则形明显不均匀强化，
内可见小片状无明显强化的低信号。

**【MRI 表现】**

（1）平扫为脊髓不规则膨大，肿瘤 $T_1WI$ 上信号减低，与邻近脑脊液信号相似，$T_2WI$ 上为高信号，但与水肿难以区别，较大的肿瘤易继发囊变、坏死、出血而致肿瘤信号不均。

（2）增强扫描肿瘤实性部分强化，水肿及囊变部分不强化，当肿瘤生长缓慢而较大时可压迫骨质使椎管扩大。

**【影像鉴别】**

（1）髓内星形细胞瘤：星形细胞瘤更常见于儿童，肿瘤与脊髓分界更不清，囊变及出血较室管膜瘤多见，好发于颈胸段，范围较大

（2）神经鞘膜瘤：神经鞘膜瘤易与终丝和马尾室管膜相混淆，神经鞘膜瘤为髓外硬脊膜下病变，据病变形态及强化特点一般不难区别。

**【特别提示】**

（1）本病为最常见的髓内肿瘤，占髓内肿瘤的 60%，起源于脊髓中央管的室管膜细胞或终丝等部位的室管膜残留物。可发生于脊髓各段，以腰骶段、脊髓圆锥和终丝好发。

（2）平扫、增强 MRI 以及 MRM 是髓内室管膜瘤的首要检查方法，能直接显示肿瘤部位、范围及与邻近结构的关系，增强扫描可判断肿瘤复发及发现蛛网膜下腔的种植转移灶。

## （二）脊膜瘤

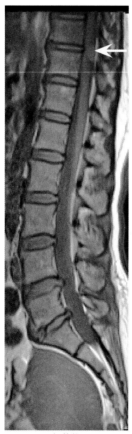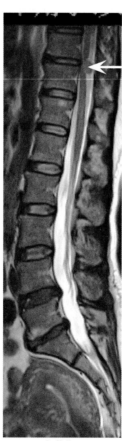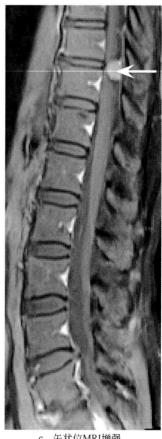

a 矢状位$T_1WI$          b 矢状位$T_2WI$          c 矢状位MRI增强

脊膜瘤：髓外硬膜下占位，T10～T11 水平髓外硬膜下见卵圆形异常信号灶，$T_1WI$ 为等信号，$T_2WI$ 为等信号，增强扫描呈明显均匀强化，邻近脊髓受压移位，蛛网膜下腔增宽。

【MRI 表现】

（1）平扫表现为髓外硬膜下肿块，呈圆形、类圆形或短棒状，$T_1WI$ 为中等信号，$T_2WI$ 为等信号或略高信号，伴钙化时 $T_1WI$、$T_2WI$ 均为低信号。肿瘤上下方蛛网膜下腔增宽，脊髓受压变扁并向对侧移位。

（2）增强扫描后，肿瘤实质呈明显均匀强化，肿瘤与脊髓有清晰的分界。可见到脊膜局限性增厚及强化，并与瘤体相连，称为"脊膜尾征"。

【影像鉴别】

需与神经鞘瘤鉴别，脊膜瘤常发生于胸段，女性多见，钙化率高，椎间孔扩大少见。神经鞘瘤肿块可呈哑铃型，常有椎间孔扩大，椎弓根吸收破坏；肿块易囊变，在 $T_2WI$ 上信号更亮，多为不均匀或厚环状强化。

【特别提示】

脊膜瘤占椎管内肿瘤的第二位，以上皮型多见，纤维母细胞型次之，钙化率高，为髓外硬膜下肿块。

## （三）神经鞘瘤

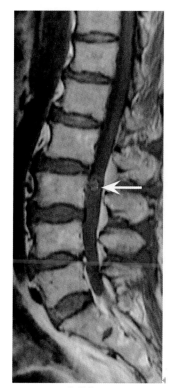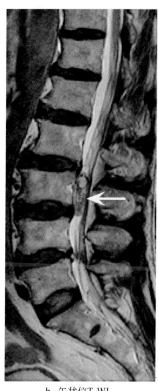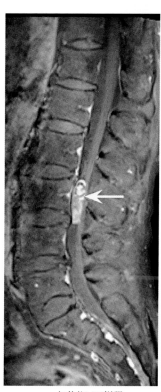

　　　a　矢状位$T_1WI$　　　　　　　b　矢状位$T_2WI$　　　　　　c　矢状位MRI增强

神经鞘瘤：L3 水平椎管内占位，$T_1WI$ 呈等-稍高信号，

$T_2WI$ 呈等-稍高信号，增强扫描呈明显不均匀性强化。

【MRI 表现】

（1）在 $T_1WI$ 上肿瘤呈略高于或等于脊髓的信号，边缘光滑，常较局限，当肿瘤较大时常同时累及数只神经根，肿瘤常位于背外侧，脊髓受压移位，肿瘤同侧蛛网膜下腔扩大。在 $T_2WI$ 上肿瘤呈高信号。

（2）增强扫描后肿瘤明显均匀或不均匀强化，横断面及冠状面可清晰观察到肿瘤穿出神经孔的方向和哑铃状肿瘤全貌。

【影像鉴别】

需与脊膜瘤鉴别，两者均有髓外硬膜下肿瘤的共同特征，但神经鞘瘤多有沿神经孔生长的特点，肿瘤呈哑铃状，患侧椎间孔扩大，脊膜瘤少有此表现。此外，神经鞘瘤易囊变，$T_2$WI上信号更亮，多为不均匀或厚环状强化，多发生于椎管后外侧。而脊膜瘤多见于脊髓背侧，如内部有钙化，更支持脊膜瘤的诊断。脊膜尾征对确定脊膜瘤诊断有重要意义。

【特别提示】

神经鞘瘤为最常见的椎管内肿瘤，可发生于椎管的各个段，以颈胸段最多。多有沿神经孔生长的特点，呈哑铃状，常有相应椎间孔扩大、椎弓根吸收破坏等骨质结构改变。

## （四）星形细胞瘤

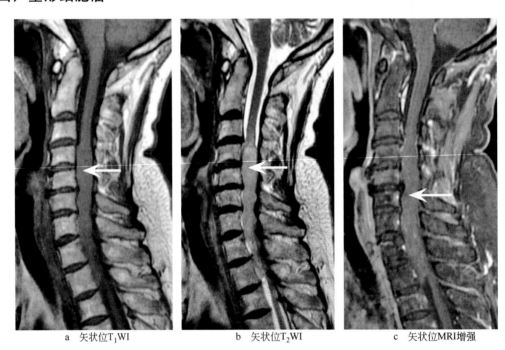

| a 矢状位$T_1$WI | b 矢状位$T_2$WI | c 矢状位MRI增强 |

星形细胞瘤：C7～T2水平脊髓增粗，内见纵行分布的等 $T_1$ 长 $T_2$ 信号，
增强扫描无明显强化，双侧蛛网膜下腔变窄。

【MRI 表现】

在 $T_1$WI 上肿瘤信号低于脊髓；在 $T_2$WI 上肿瘤信号明显增高，因病变范围较广和出血、坏死、囊变，其信号强度不均匀，坏死与囊变表现为更长 $T_1$ 长 $T_2$ 信号，出血在 $T_1$WI 上表现为高信号。增强扫描后肿瘤实质部位明显强化，瘤周水肿及坏死囊变区无强化。

【影像鉴别】

（1）室管膜瘤：星形细胞瘤多见于儿童，以颈、胸段最为常见，较少累及马尾与终丝，累及范围较大。而室管膜瘤较局限，呈边界清楚的结节状。

（2）多发性硬化症：其在急性期亦可表现为脊髓增粗，信号减低，但其信号均匀一致，

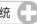

周围常有正常脊髓组织环绕，占位效应不明显，晚期出现脊髓萎缩。

【特别提示】

本病为小儿发病率最高的髓内肿瘤，颈胸髓发病最多。

## （五）转移瘤

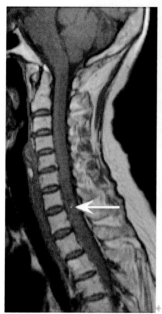 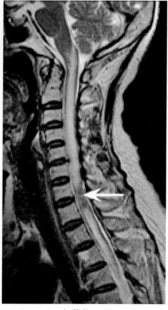 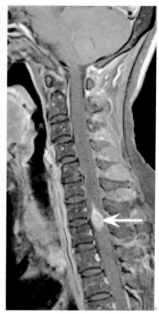

a　矢状位T$_1$WI　　　　　b　矢状位T$_2$WI　　　　　c　矢状位MRI增强

转移瘤：C7～T1水平脊髓内不规则形略长 T$_1$ 等 T$_2$ 信号，其内可见小片状短 T$_1$ 长 T$_2$ 信号，
增强扫描呈明显强化，邻近脊髓内见广泛条片状长 T$_1$ 长 T$_2$ 信号，
增强扫描无明显强化（左侧乳腺癌病史）

【MRI 表现】

（1）MRI可直接显示病灶的信号特点及其与周围组织结构的关系。

（2）发生于脊髓内病变一般瘤灶较小，水肿较重，脊髓增粗范围较大，瘤灶在 T$_1$WI 上呈等或低信号，在 T$_2$WI 上呈高信号，瘤周水肿在 T$_1$WI 上呈低信号，在 T$_2$WI 上呈高信号。增强扫描病灶呈较明显强化，瘤周水肿不强化。

【影像鉴别】

（1）星形细胞瘤：一般发展较慢，病史长，常合并脊髓空洞，瘤周水肿较转移瘤轻。

（2）血管母细胞瘤：增强扫描结节状强化的周围为空洞或者囊变，而转移瘤一般为大范围的水肿区。

（3）椎间盘突出：临床表现均可出现腰腿痛症状，甚至马尾神经受压症状，如有原发癌病史及邻近椎体破坏，易做出诊断。

【特别提示】

椎管内转移瘤可发生在髓内或髓外，绝大多数发生在硬膜外，以胸段最多，可能与胸椎节段较长且靠近乳腺和肺部有关；其次为腰段，颈段和骶段少见；部分可侵犯脊椎骨质如椎体及邻近结构，引起压缩性骨折。

## 二、脊髓损伤

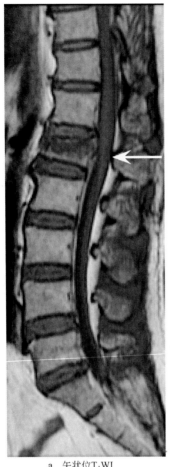 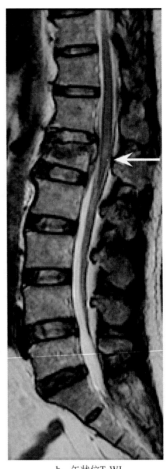

a　矢状位T₁WI　　　　　b　矢状位T₂WI

脊髓损伤：L1椎体压缩性骨折，脊髓圆锥区见斑片状等 $T_1$ 长 $T_2$ 信号，边缘欠清。

【MRI 表现】

（1）MRI 可以清晰显示脊髓损伤的类型、部位、范围和程度。

（2）脊髓出血类似脑出血，根据期龄不同而有不同的信号，一般呈现 $T_1WI$ 和 $T_2WI$ 高信号；水肿呈现 $T_1WI$ 低或略低信号、$T_2WI$ 高信号。

（3）脊髓软化、囊性变、脊髓空洞等均表现为 $T_1WI$ 低信号、$T_2WI$ 高信号；脊髓萎缩表现为局限性或弥漫性脊髓缩小。

【影像鉴别】

外伤后脊髓空洞症需与脊髓软化灶及髓内肿瘤囊变相鉴别。据明显的外伤史及典型的影像学表现，鉴别不难。

【特别提示】

脊髓损伤包括脊髓震荡、脊髓挫裂伤、脊髓压迫和横断、椎管内血肿，占全身损伤的 $0.2\% \sim 0.5\%$。

## 三、椎管内血管畸形

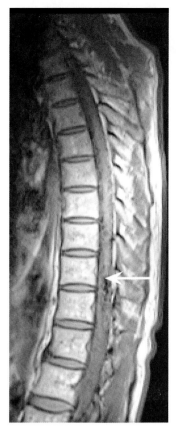 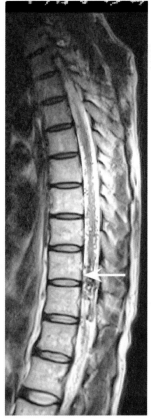 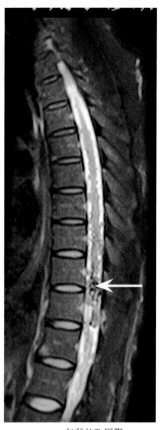

a 矢状位T₁WI　　　　　　　　b 矢状位T₂WI　　　　　　　　c 矢状位T₂压脂

椎管内血管畸形：T5～T12 水平脊髓周围见多发迂曲的条状长 $T_1$ 短 $T_2$ 信号，$T_2$ 压脂呈低信号。

【MRI 表现】

矢状面 $T_1WI$、$T_2WI$ 可见蛛网膜下腔多发点状低信号影，经增强 MRA 可见到迂曲的蚯蚓状畸形血管影及不规则斑片状影。

【影像鉴别】

典型的椎管内血管畸形不难鉴别，单凭临床症状需与椎间盘突出鉴别。

【特别提示】

椎管内血管畸形是一类脊髓内外先天性血管发育异常所形成的疾病，最常见的发病年龄是 20～60 岁，常见的部位为胸段和腰段，大部分为缓慢起病、进行性加重。

（马德晶 董景敏）

# 第二章
# 五官、颈部

## 第一节　眼部常见疾病

### 一、炎性假瘤

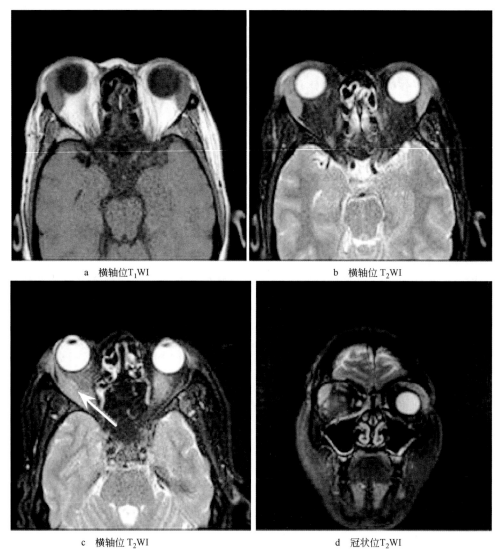

a　横轴位T₁WI

b　横轴位 T₂WI

c　横轴位 T₂WI

d　冠状位T₂WI

双侧泪腺明显肿大，右侧外直肌明显增粗（↖），呈等 T₁ 长 T₂ 信号。

【MRI表现】

（1）眼肌型：主要累及眼外肌与眶壁，以上直肌和内直肌最易受累，病变呈等 $T_1$ 稍长 $T_2$ 信号，形态不规则，不同程度累及眶壁，使眶壁骨质变薄或被侵蚀，肿块呈实性突入肌锥内，视神经受压移位。

（2）肿块型：肿块位于肌锥内，常包绕视神经，病变呈椭圆形，呈等低 $T_1$ 较长 $T_2$ 信号，有完整包膜，境界清楚，眼肌受压，但被肿块包绕的视神经在 $T_2WI$ 上清晰可见，呈低信号自其中穿过；增强压脂扫描，肿块呈明显均匀性强化，视神经不强化，显示更清楚。

（3）弥漫型：炎性肿块广泛充填球后部分，呈略长 $T_1$ 长 $T_2$ 信号肿块充填，呈"眼眶铸型"外观，眼球被推向前方，视神经被包埋其中，但与肿块信号不同，可显示出来，增强压脂扫描见肿块呈弥漫性明显强化。

（4）眶尖型：炎性肿块呈楔形，位于眶尖，呈等 $T_1$ 等 $T_2$ 或短 $T_2$ 信号，一般位于视神经一侧，视神经受压移位，肿块常伸入眶尖并使之扩大，部分进入颅内，肿块一般体积不大，增强后均明显强化，一般患者均有视力减退病史。

【影像鉴别】

（1）甲状腺相关眼病：眼外肌增粗，以肌腹增粗为主，少数可同时肌腹肌腱增粗，常累及下直肌，其次为内直肌、上直肌和提上睑肌，结合甲状腺生化检查和临床表现可区别。

（2）视神经鞘瘤：一般肿瘤为肌锥内偏一侧，很少包绕视神经，一般呈长 $T_2$ 信号；并且神经鞘瘤易发生囊变；增强扫描不均匀强化，囊变区不强化。

（3）视神经脑膜瘤：炎性假瘤所致视神经鞘不规则增生，多伴有泪腺、巩膜和眶脂肪炎症浸润或增生病变，与视神经脑膜瘤单一肿块伴有钙化灶不同，且后者病变呈脑膜瘤包绕视神经，其信号与视神经信号分不清，而炎性假瘤虽包绕视神经，其信号与视神经信号不同，可见视神经自炎性假瘤中穿过。

（4）肉芽肿病变：眶内软组织弥漫增生者对激素治疗无效时，应与霉菌病、结节病、Wegener 肉芽肿、血管炎性系统病变鉴别。霉菌病浸润多致病变纤维硬化，信号较低，且伴有骨质破坏；结节病以葡萄膜炎多见，一般都有纵隔、肺门淋巴结肿大；Wegener 肉芽肿为血管炎伴有坏死性肉芽肿病变，多有呼吸道、肾脏侵犯，眼眶病常为双侧性。

（5）视神经胶质瘤：一般沿视神经走行，常沿眶尖侵入颅内，呈等 $T_1$ 长 $T_2$ 较均匀信号，肿块起自视神经，与视神经信号无差别，与炎性假瘤不同。

（6）淋巴瘤：眼外肌肌腱与肌腹均可增厚，以眼上肌群多见，眼睑与眼球周围可见软组织增厚，鉴别困难时需要病理活检。

【特别提示】

（1）眼眶炎性假瘤又称特发性眶部炎症，是一种免疫反应性疾病，可发生于任何年龄，男性多见，多为单侧，少数双侧发病。病变可侵犯眼眶的任何结构，包括眼球、眼外肌、视神经及脂肪，导致病变组织急性或慢性增殖性炎症而形成肿块样改变。

（2）本病根据病程可以分为急性、亚急性及慢性；特发性炎症激素治疗有效，但该病易复发。

（3）临床症状主要有突眼、眼疼痛及眼运动障碍，一般不产生骨质改变，CT可较清楚显示骨质改变情况。MRI可清楚显示视神经的改变。

## 二、视神经胶质瘤

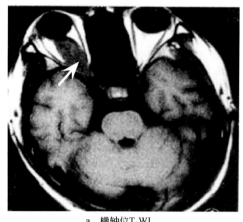

a 横轴位T₁WI

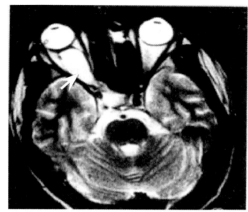

b 横轴位 T₂WI

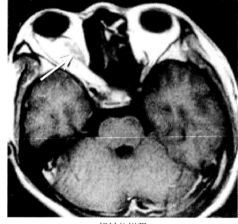

c 横轴位增强

右侧视神经增粗，眶内段及管内段呈梭形，病变呈等 $T_1$ 略长 $T_2$ 信号，增强扫描呈不均匀强化。

【MRI 表现】

（1）MRI 表现为增粗的视神经在 $T_1WI$ 上呈中等偏低信号、在 $T_2WI$ 上为明显高信号，增强后肿瘤呈明显强化。

（2）肿瘤可以压迫视神经蛛网膜下腔，使肿瘤前方的蛛网膜下腔扩大，视神经迂曲，MRI 上显示为视神经周围呈长 $T_1$ 长 $T_2$ 信号，与脑脊液信号相似。

（3）视神经管内视神经受累时可以导致视神经管的扩大，当扩大程度不明显时，CT 诊断较困难，需要 MRI 检查明确；MRI 显示被侵犯的视神经管呈管状、梭形、球状或偏心性增粗，而视神经迂曲、延长，肿瘤在 $T_1WI$ 上与脑质信号相比呈低信号，在 $T_2WI$ 上呈高信号，增强扫描轻度至明显强化。

（4）如果视神经胶质瘤同时累及眶内、视神经管内视神经和视交叉则可显示"哑铃征"，此征象的显示要明显优于 CT 检查。

【影像鉴别】

（1）视神经鞘瘤：多见于中年人，起病较慢，有自发性疼痛和触痛，病灶易发生囊变，增强扫描不均匀强化，囊变区不强化。

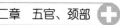

（2）视神经脑膜瘤：多见于成人，女性多见；MRI 显示肿瘤在 $T_1WI$ 和 $T_2WI$ 上均呈低信号或等信号，强化明显，且只有肿瘤强化，被肿瘤包绕的视神经不强化，呈"双轨征"，有利于脑膜瘤的诊断；脑膜瘤沿脑膜蔓延；视神经脑膜瘤累及视神经管内视神经可引起视神经管骨质增生、硬化。

（3）海绵状血管瘤：多见于青壮年，为眶内最常见的良性肿瘤，血供丰富，肿瘤较大时充满眶尖并可进入视神经管；动态增强扫描时，"渐进性强化"是该病的特异性征象。

（4）视神经炎：视神经炎发生快，消失也快；一般表现为视神经增粗，但不像肿瘤囊样明显；一般不难鉴别。

（5）视神经转移瘤：根据患者有无原发恶性肿瘤病史来鉴别。

**【特别提示】**

（1）神经胶质瘤多发生于 10 岁以下儿童，发病高峰在 2～8 岁，主要是毛细胞型星形细胞瘤。成人视神经胶质瘤较少见，多为恶性（胶质母细胞瘤），多中年发病，肿瘤生长迅速，很快引起失明及死亡。

（2）MRI 多方位成像可精确显示肿瘤的位置、形态、边界和与周边组织的关系，明显优于 CT。这些特征性的神经影像学表现可为视神经胶质瘤诊断提供重要依据。

# 三、视神经脑膜瘤

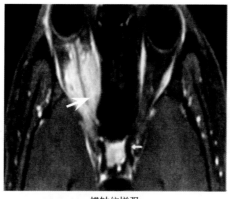

横轴位增强

增强扫描肿瘤明显强化，视神经不增强，呈车轨征。

**【MRI 表现】**

（1）肿瘤导致视神经管呈管形或梭形增粗。

（2）肿瘤大多数在 $T_1WI$ 和 $T_2WI$ 上呈低或等信号，增强后肿瘤明显强化，被肿瘤包绕的视神经不强化，显示"双轨征"。

（3）钙化显示不清，大量钙化时呈低信号影。

**【影像鉴别】**

（1）视神经胶质瘤：CT 显示肿瘤与脑实质等密度或略低密度，无钙化。MRI 显示肿瘤与脑实质相比，在 $T_1WI$ 上呈低信号、在 $T_2WI$ 上呈高信号；常发生于 10 岁以内儿童；增强后示增粗的视神经轻度至明显强化。

（2）视神经炎：视神经炎一般发生快，消失也快；表现为视神经增粗，但不像肿瘤囊样明显。

**【特别提示】**

（1）MRI 上主要表现为肿瘤包绕视神经，增强后明显强化呈"双轨征"，并且对于了解视神经管内状况、颅内蔓延以及术后随访具有重要意义。因此 MRI 应作为手术前后常规检查，以便早期发现颅内病变、手术不完全或术后复发。

（2）MRI 对于眶壁骨质侵犯与否和侵犯范围显示不够理想，可与 CT 相互补充，以全面了解病情。

## 四、视神经鞘瘤

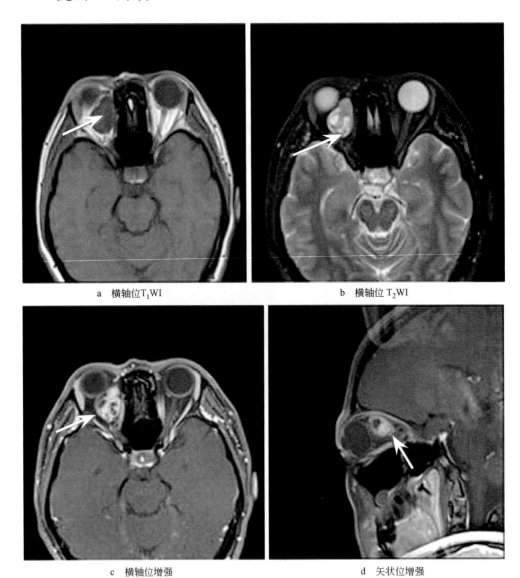

a　横轴位T$_1$WI

b　横轴位 T$_2$WI

c　横轴位增强

d　矢状位增强

右眶球后可见团块状混杂信号影，以等长 T$_1$ 长 T$_2$ 信号为主，
内可见小片状囊变区，增强扫描呈不均匀强化，囊变区未见强化。

**【MRI 表现】**

（1）肿瘤在 T$_1$WI 上呈等或略低信号、在 T$_2$WI 上呈中高信号。

（2）肿瘤囊变区在 $T_1WI$ 上呈低信号、在 $T_2WI$ 上呈高信号。

（3）增强后瘤体实质部分明显强化，而囊变部分不强化。

**【影像鉴别】**

（1）海绵状血管瘤为眶内最常见的良性肿瘤，血供较丰富，增强扫描早期瘤内血窦呈斑点状强化，延迟后扫描常见整个肿块均匀增强，"渐进性强化"是特异性征象。血管瘤极少发生于肌锥外，一般不发生囊变。

（2）淋巴管瘤：大多数位于肌锥外间隙，常为不规则肿块，同时累及眼睑和眼眶。由于常发生出血，所以 MRI 信号较混杂，主要以长 $T_1$ 长 $T_2$ 信号为主，增强扫描不均匀强化或无强化。

**【特别提示】**

（1）眶内分布有第Ⅲ、Ⅳ、Ⅵ对颅神经及第Ⅴ对颅神经的第一、二支，这些均可以发生神经鞘瘤。

（2）神经鞘瘤是眶内较常见的良性肿瘤，是最易经眶上裂向颅内蔓延的眶内肿瘤之一。

# 五、泪腺良性混合瘤

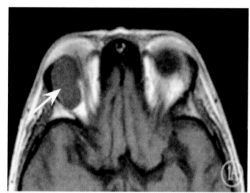
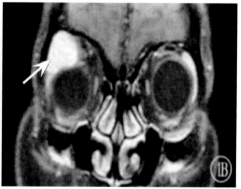

| a 横轴位 $T_1WI$ | b 横轴位增强 |

右侧泪腺窝见一长 $T_1$ 信号，边缘光滑，增强示病灶呈均匀强化，泪腺窝骨质受压。

**【MRI 表现】**

（1）肿瘤典型表现为位于眼眶外上象限的圆形或类圆形肿块，可有分叶状改变，多伴有泪腺窝扩大及邻近眶骨受压迫性改变，无骨质破坏。

（2）不典型的肿瘤多为扁长型，形态不规则，边缘有结节突起。

（3）肿瘤在 $T_1WI$ 上呈等或低信号影、在 $T_2WI$ 上呈等或高信号影，在 $T_2WI$ 上信号不均匀，内可有囊变，增强后中度至明显强化，囊变区无强化。

**【影像鉴别】**

（1）泪腺恶性上皮性肿瘤：少数不典型恶性肿瘤与良性混合瘤鉴别困难，但是大多数恶性肿瘤边缘多不规则，呈浸润型生长，并常有眶骨破坏改变。

（2）泪腺窝非上皮性肿瘤：形态多不规则，一般呈长扁形，肿块常包绕眼球生长。

**【特别提示】**

（1）是原发眶内肌锥外最常见肿瘤，易恶变或复发。

（2）泪腺良性混合瘤多见于中年人，病程较长，来源于腺泡或泪腺管，也可以起源于副泪腺及先天性胚胎组织残留。

## 六、海绵状血管瘤

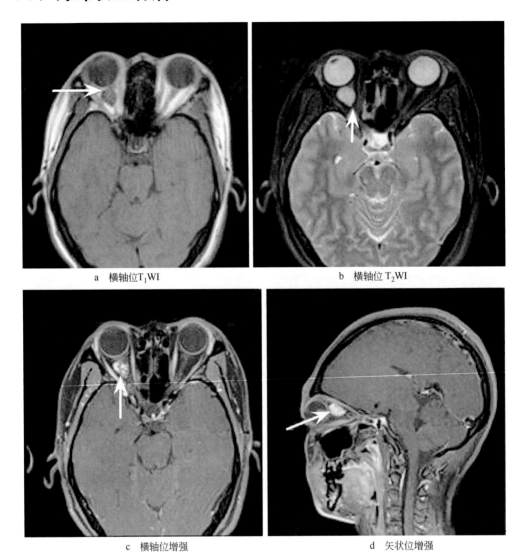

| a 横轴位T₁WI | b 横轴位 T₂WI |

a 横轴位$T_1$WI　　　　　　　　　b 横轴位 $T_2$WI

c 横轴位增强　　　　　　　　　d 矢状位增强

右眼球后肌锥内见一类椭圆形等 $T_1$ 长 $T_2$ 信号影，边界较清晰，增强扫描示病灶明显强化。

【MRI 表现】

（1）肿瘤表现为肌锥内、视神经外圆形或椭圆形肿块，部分肿瘤有分叶，轮廓显示清楚，边缘有低信号薄层包膜，少数肿瘤内有小圆形钙化，为静脉石形成。

（2）一般为单个肿瘤，少数可有多个病灶。

（3）与眶内脂肪信号相比在 $T_1$WI 上呈低信号，与眼肌信号相比在 $T_1$WI 上呈低信号或等信号，在 $T_2$WI 上呈高信号，与玻璃体信号相等，信号均匀。

（4）增强后肿瘤明显强化，脂肪抑制后显示更清楚；若是动态增强扫描，早期瘤内血窦呈斑点状强化，延迟后扫描常见整个肿块均质增强，"渐进性强化"是眶内海绵状血管瘤特征性强化表现。

【影像鉴别】

（1）神经鞘瘤：典型的神经鞘瘤信号不均匀，内有囊变或坏死区，增强后肿瘤立即强化，强化不均匀，囊变区不强化。

（2）血管外皮细胞瘤：增强后立即强化。

【特别提示】

（1）眼眶内海绵状血管瘤是最常见的眶内良性肿瘤，几乎均在青年以后发病，无性别差异。

（2）MRI 显示肿瘤信号、显示"渐进性强化"征象、定位和定性诊断均优于 CT。

（3）对于长径或直径小于 1.5cm 的眶内肿瘤，建议在注入造影剂后 2 分钟内进行单层重复快速扫描，共扫描 10 层次，然后再按常规扫描，这样有助于较小的肿瘤显示"渐进性强化"征象。

# 七、葡萄膜黑色素瘤

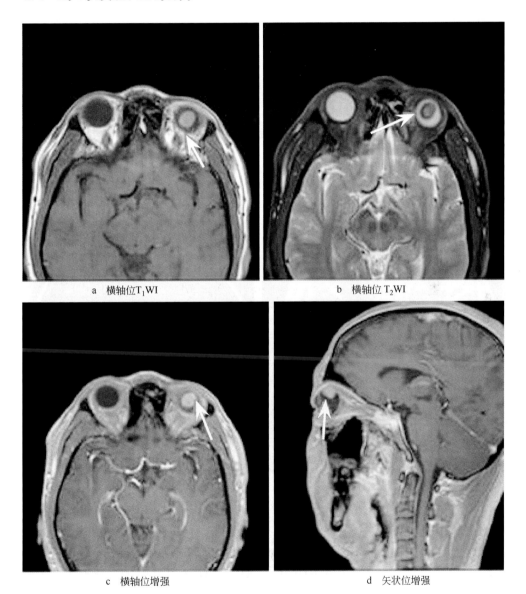

a 横轴位T₁WI

b 横轴位 T₂WI

c 横轴位增强

d 矢状位增强

在 T₁WI 上左眼球内呈高信号，在 T₂WI 上呈不均匀低信号，增强扫描可见中度强化。

**【MRI 表现】**

(1) 典型黑色素瘤呈特征性的短 $T_1$ 短 $T_2$ 信号；含黑色素少的肿块呈短 $T_1$ 稍短 $T_2$ 信号，大多数肿块内部信号均匀。

(2) 增强扫描呈中度至明显强化，强化可均匀或不均匀。动态增强曲线呈速升平台型或速升速降型。

**【影像鉴别】**

(1) 脉络膜转移瘤：表现多种多样，多为弧形或者梭形，隆起高度较小，MRI 上多呈稍长 $T_1$ 稍长 $T_2$ 信号；主要根据眼底镜表现和全身有无原发恶性肿瘤来鉴别。

(2) 脉络膜血管瘤：一般呈椭圆形，呈长 $T_1$ 长 $T_2$ 信号，在 $T_1WI$ 上与脑实质相比呈低信号或等信号，在 $T_2WI$ 上与玻璃体信号相似，信号较均匀，增强后强化明显。

(3) 视网膜下出血或视网膜脱离：表现多种多样，表现为短 $T_1$ 短 $T_2$ 信号，增强扫描不强化，但是出血边缘机化后可有强化，短期复查出血体积可缩小。

**【特别提示】**

(1) MRI 上较大典型肿瘤表现为短 $T_1$ 短 $T_2$ 信号，较易诊断。

(2) MRI 上较小肿瘤不易显示，强化并压脂扫描可提高肿瘤检出率。

# 第二节 咽部常见疾病

## 一、鼻咽腺样体肥大

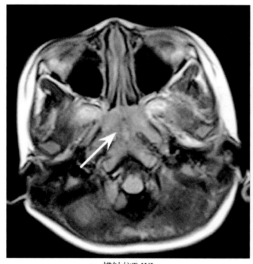
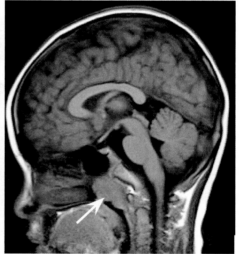

a 横轴位$T_2WI$　　　　　　b 矢状位$T_1WI$

鼻咽顶后壁软组织增厚，对称，信号较均匀，与黏膜信号等同，咽腔明显狭窄。

**【MRI 表现】**

MRI 通过鼻咽顶部腺样体的厚度和鼻咽腔的宽度的比率来判断腺样体的大小。正常时两者比率≤0.60。当比率为 0.61~0.70 时，腺样体中度肥大，比率≥0.7 时属病理肥大。

【影像鉴别】

（1）鼻咽血管纤维瘤：多见于男性青少年，有大量鼻出血史，增强扫描瘤体有明显强化。

（2）肉瘤：常有明显骨质破坏、淋巴结的转移。

【特别提示】

腺样体增生儿童常见，一般不用做 MRI 检查。

# 二、鼻咽癌

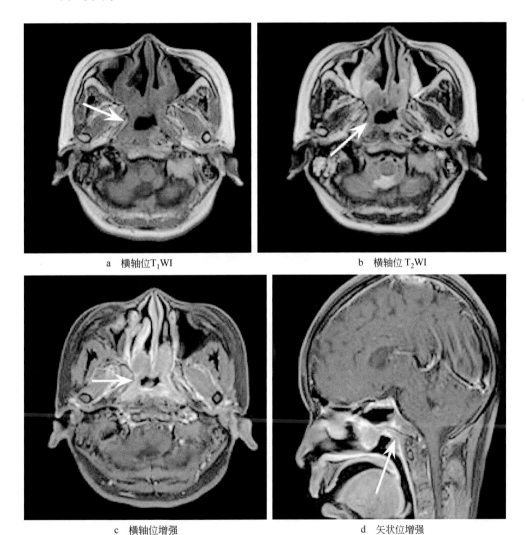

a　横轴位 $T_1WI$　　　　　　　b　横轴位 $T_2WI$

c　横轴位增强　　　　　　　d　矢状位增强

双侧鼻咽部等 $T_1$ 略长 $T_2$ 不规则软组织块影，双侧咽隐窝变浅，鼻咽腔狭窄，
增强扫描较明显强化，局部病变通过鼻咽腔向鼻腔内生长，双侧鼻腔内
可见软组织团块影，致鼻腔变窄。

【MRI 表现】

（1）肿瘤在 $T_1WI$ 上大部分为等或低信号，在 $T_2WI$ 上信号升高，介于脂肪信号与肌肉信号之间。增强扫描呈轻、中度强化，增强扫描有助于显示病灶范围、侵犯程度及与周围组

织结构的关系。

（2）MRI 可以显示颅底骨质破坏的情况，对于斜坡、岩谷骨尖等松质骨改变要优于 CT；另外对于显示肿瘤颅内侵犯、颈部淋巴结转移较 CT 检查也有一定的优势。

（3）另外 MRI 对鼻咽癌放疗后的评价以及诊断肿瘤有无复发也有重要意义。

**【影像鉴别】**

（1）鼻咽部恶性淋巴瘤：淋巴瘤好发于青壮年，颅骨破坏较少见，肿块信号较均匀，一般呈等 $T_1$ 等长 $T_2$ 信号，增强扫描一般轻度强化；颈部转移淋巴结通常中心无坏死，增强扫描亦呈轻度强化。

（2）鼻咽纤维血管瘤：常见于男性青少年，临床上有反复鼻出血病史，有时可见压迫性骨质破坏吸收，增强扫描可见明显强化。另外在 $T_2WI$ 上肿瘤呈明显高信号，内部可见低信号影，呈"椒盐征"。

（3）脊索瘤：骨破坏以头颅中线处最为明显，瘤体 CT 上密度较低，肿瘤软组织内可伴有钙化。

**【特别提示】**

MRI 对鉴别窦腔内病变为阻塞性潴留或肿瘤的侵及有很大帮助，前者为长 $T_1$ 长 $T_2$ 信号，后者与肿瘤组织相同。残余或复发肿瘤与瘢痕组织的鉴别，增强后肿瘤组织有强化，而瘢痕组织没有。肿瘤局限于黏膜，增强 MR 能显示局部黏膜增厚，对判断血管受侵程度较好。

# 第三节　鼻和鼻窦常见疾病

## 一、鼻窦炎

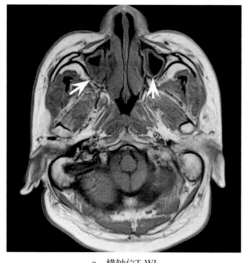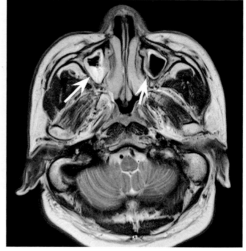

a　横轴位$T_1WI$　　　　　　　　b　横轴位$T_2WI$

双侧上颌窦内见环形长 $T_1$ 长 $T_2$ 信号影，以右侧为著。

**【MRI 表现】**

（1）增厚黏膜在 $T_1WI$ 上呈等或高信号，增强检查时可有强化效应，在 $T_2WI$ 上黏膜增厚呈高信号。

（2）分泌物可因内含有的蛋白质含量的不同而信号变化有差别，蛋白质含量低则 $T_1WI$ 为低信号、$T_2WI$ 为高信号，蛋白含量高则 $T_1WI$、$T_2WI$ 均为高信号。

**【特别提示】**

MRI 扫描一般不作为鼻窦炎的常规检查，但它诊断鼻和鼻旁窦黏膜改变的敏感性远高于 CT 和 X 线。

## 二、鼻窦黏液囊肿

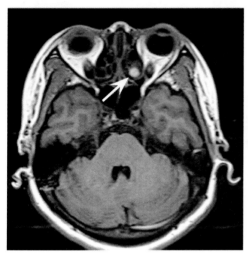 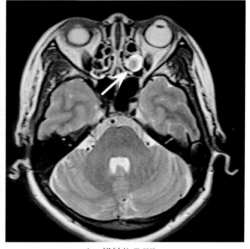

a 横轴位 $T_1WI$          b 横轴位 $T_2WI$

筛窦左后部见一不规则形异常信号影，$T_1WI$ 呈病灶内高信号、周围等信号，

$T_2WI$ 呈病灶内高信号、周围等信号，边界清楚光滑。

**【MRI 表现】**

MRI 扫描黏液囊肿信号表现差异大，因内容物的蛋白含量多少、水含量和不同状态的变化而不同，并且同其黏稠度也有关。

（1）一般 $T_1WI$ 为中等信号、$T_2WI$ 为高信号，境界清楚光滑。

（2）囊肿内含蛋白少，黏稠度低，则 $T_1WI$、$T_2WI$ 为中等信号。

（3）含蛋白多时则 $T_1WI$、$T_2WI$ 均为高信号。

（4）当囊液无水分呈凝胶胨状则 $T_1WI$、$T_2WI$ 均呈无信号。

**【特别提示】**

当囊液无水分呈凝胶胨状，则 $T_1WI$、$T_2WI$ 均呈无信号，易导致漏诊。

## 三、黏膜下囊肿

**【MRI 表现】**

（1）常为单发，但也可为多发或同时发生于双侧窦腔内。

（2）增强扫描无强化。

（3）$T_1WI$ 显示为略低或中等信号，$T_2WI$ 为高信号。

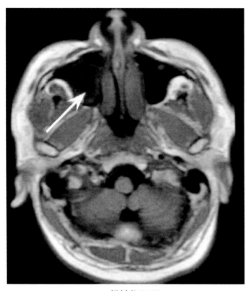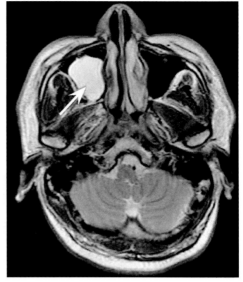

a 横轴位T₁WI        b 横轴位 T₂WI

右侧上颌窦内见一局限边缘光滑清晰信号影,$T_1WI$ 呈低信号,$T_2WI$ 呈明显高信号。

## 四、上颌窦癌

【MRI 表现】

(1)瘤体一般表现为在 $T_1WI$ 上为低至中等信号,在 $T_2WI$ 上则为等或高信号,病灶信号均匀或不均匀;窦内有分泌物或炎症时,表现为长 $T_1$、长 $T_2$ 信号。

(2)肿瘤较大时,其内可见坏死、囊变区。

(3)增强扫描:肿瘤呈轻至中度强化,强化可不均匀,潴留液、坏死及囊变区不强化。

(4)病灶可直接破坏邻近窦壁,MRI 表现为窦壁黑线中断或消失。

【影像鉴别】

(1)上颌窦继发出血性病变:常见的有血管瘤、出血坏死性息肉、真菌病、内翻性乳头状瘤等。它们一般病史较长,影像学表现为窦腔内有局限肿块,骨破坏局限,范围小,多局限于内侧壁。出血坏死性息肉 CT 示病变密度为高低混杂不均,为低密度息肉和高密度的出血灶的典型表现。真菌病窦腔内软组织中可见散在的斑片或斑点状钙化灶,CT 诊断较明确。

(2)上颌窦囊肿:常有鼻内流黄水史,病史长。影像学表现为窦腔内肿块呈圆形或半球形,表面光滑,在 $T_1WI$ 上为中等信号,在 $T_2WI$ 上为高信号。

【特别提示】

上颌窦恶性肿瘤种类较多,分为上皮性、非上皮性及转移瘤,其中上皮性是较常见的鼻腔恶性肿瘤,病理上又以鳞状细胞癌最常见。

肿瘤临床发现时,都已有骨破坏,有些破坏范围很广,故其影像诊断一般都较明确,可以配合 CT 横断位和冠状位、软组织窗和骨窗全面了解肿瘤的范围、破坏程度以及周围侵及的范围。

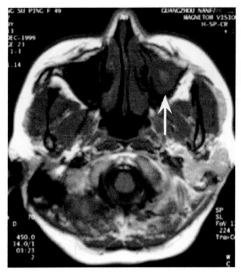
a 横轴位 $T_1WI$

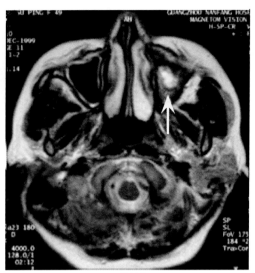
b 横轴位 $T_2WI$

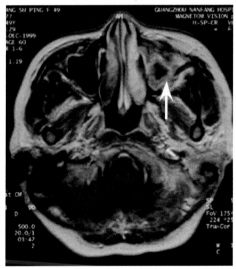
c 横轴位增强

左上颌窦内见 $T_1WI$ 呈等信号，$T_2WI$ 呈中等偏高信号，中心部呈不规则
明显高信号，增强扫描较明显强化，中心部位不强化。局部骨壁低信号影中断消失。

# 第四节 喉部常见疾病

## 一、喉部肿瘤性病变

### （一）喉癌

**【MRI 表现】**

（1）在 $T_1WI$ 上为略低或低信号，在 $T_2WI$ 上为不均匀中等信号。

（2）注射 Gd-DTPA 后肿瘤有中度增强。

（3）分为声门上型、声门型、声门下型。声门型最多见。

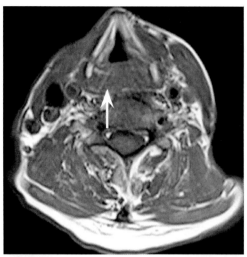

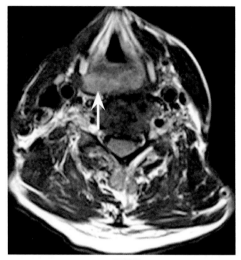

a 横轴位 T<sub>1</sub>WI

b 横轴位 T<sub>2</sub>WI

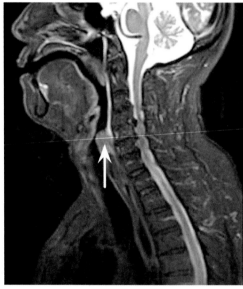

c 矢状位 T<sub>2</sub>WI压脂

声门及偏下部水平喉后壁见不规则等 $T_1$ 稍长 $T_2$ 信号影，$T_2$WI 压脂呈稍高信号影，喉腔变窄。

**【影像鉴别】**

喉乳头状瘤：与表面乳头样病变在形态上难以区别，乳头状瘤很少侵及喉旁间隙或会厌前间隙，确诊常需组织学检查。

**【特别提示】**

喉是由软骨、肌肉、韧带等组织组成的一个重要器官，影像学各种检查方法各有其优点和局限性，宜彼此配合，以取得最经济、可靠的资料。

## （二）喉部良性肿瘤

**【MRI 表现】**

（1）喉部良性肿瘤发生率较低，因组织类型较为复杂，故肿瘤种类较多，其中乳头状瘤、血管瘤、纤维瘤比较常见，喉部也可有软骨瘤、淋巴瘤、脂肪粒、神经源性肿瘤等。乳头状瘤多发生于 10 岁以下儿童，血管瘤多发生于成人。

（2）多数良性肿瘤形态规则，边界清晰，$T_1WI$ 呈均匀的等信号或略低信号，$T_2WI$ 呈稍高信号。血管瘤呈短或等 $T_1$ 长 $T_2$ 信号，部分病灶内静脉石呈斑片状长 $T_1$ 短 $T_2$ 信号，增强检测血管瘤明显强化。脂肪瘤呈短 $T_1$ 长 $T_2$ 信号，压脂序列呈低信号。淋巴管瘤 $T_1WI$ 呈均匀的低信号、$T_2WI$ 呈稍高信号，增强检查无强化。

【特别提示】

MRI 及 CT 检查均能较清晰地显示肿瘤的轮廓。肿瘤局限、边界清晰、信号均匀或出现钙化可提示良性肿瘤可能性。较小的良性肿瘤与早期喉癌的鉴别要依赖于喉镜活检。

## 二、炎性病变

### （一）急性会厌炎

【MRI 表现】

（1）急性会厌炎是以声门上会厌为主的急性喉炎（又称急性声门上喉炎-会厌前咽峡炎）。临床表现多以咽痛为首发症状，亦可出现吞咽困难、呼吸困难、流涎、喘鸣、发热声嘶等症状。

（2）会厌舌面肿胀显著增厚，可呈马蹄形、球形，$T_1WI$ 呈低信号，$T_2WI$ 呈高信号，杓会厌襞亦可有不同程度水肿；会厌脓肿 $T_1WI$ 呈低信号，$T_2WI$ 呈高信号，DWI 呈高信号，增强检查脓肿壁可强化。

【特别提示】

间接喉镜检查是诊断急性会厌炎的常规检查，个别行纤维喉镜检查。MRI 检查较少使用。

### （二）声带息肉

【MRI 表现】

（1）声带息肉是临床上引起声嘶的常见病之一，主要由错误发声和用声不当等原因引起，常发生于单侧声带前、中 1/3 交界处，边缘为粉红色或半透明的光滑肿物，40～50 岁中年人多见，女性多于男性。

（2）MRI 上单侧声带见结节状异常信号影，$T_1WI$ 呈等信号或略低信号，$T_2WI$ 呈稍高信号，边界清晰，增强检查均匀性强化。

【特别提示】

声带息肉诊断主要依赖于喉镜检查。

## 三、喉气囊肿

【MRI 表现】

（1）根据囊肿发生的部位，可分为喉内型、喉外型与混合型。根据囊肿内容物不同，本病又分为喉气囊肿、喉黏液囊肿和喉气脓囊肿，但大部分学者仍主张统称为喉气囊肿。

（2）喉气囊肿在 $T_1WI$ 和 $T_2WI$ 上均无信号；含液体者，$T_1WI$ 呈均匀的略低信号，$T_2WI$ 呈高信号，信号均匀。感染时 $T_1WI$ 信号可略升高。

【特别提示】

由于发生在颈部的囊性肿物较多，包括腮裂囊肿、甲状舌骨囊肿、淋巴管瘤、坏死性淋巴结肿、非对称性颈内静脉等，在临床上需要鉴别。但在影像学上，特别是 MRI 和 CT 都

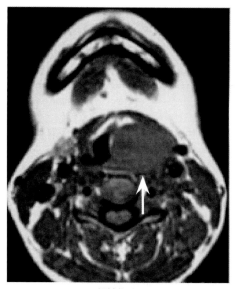
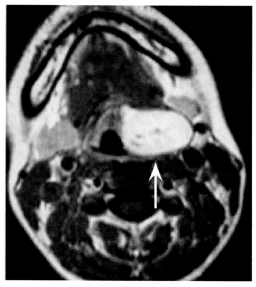

a 横轴位 $T_1WI$　　　　　　　　　　　　　　b 横轴位 $T_2WI$

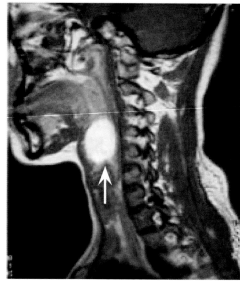

c 矢状位 $T_2WI$

喉室左上方见团块装异常信号灶，呈长 $T_1$ 长 $T_2$ 信号，边界清楚，包膜可见，信号均匀，
向内压迫喉室及声带，喉腔变窄。

易于鉴别，且能显示同时并存的其他疾病。

# 第五节 耳部常见疾病

## 一、慢性中耳乳突炎

### 【MRI 表现】

MRI 示鼓室及乳突气房内渗出物，$T_1WI$ 呈低信号，$T_2WI$ 呈高信号，但难以显示骨质
改变。

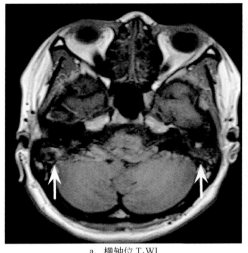 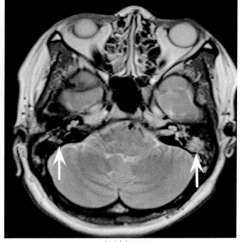

a　横轴位 $T_1WI$　　　　　　　　b　横轴位 $T_2WI$

双侧乳突小房内呈等或稍短 $T_1$ 长 $T_2$ 信号影。

## 【影像鉴别】

（1）骨疡型乳突炎的骨质破坏与乳突胆脂瘤鉴别：后者边界光滑甚至硬化，前者骨质破坏边缘模糊不整齐。

（2）炎症性肉芽肿与胆脂瘤：前者 $T_1WI$ 呈中等信号、$T_2WI$ 呈高信号，增强示有明显强化。

## 【特别提示】

MRI 信号较有特异性，对鉴别诊断有帮助。

# 二、胆脂瘤

## 【MRI 表现】

MRI 示鼓室及乳突气房内异常信号影，$T_1WI$ 呈低信号（与肌肉信号相似但低于脑组织），病灶较大时信号欠均匀，$T_2WI$ 呈高信号，增强检查呈环形强化（胆脂瘤本身不强化，其周围的肉芽组织可强化）。

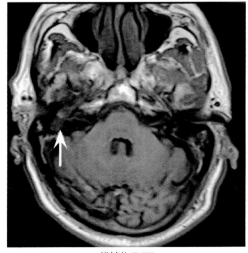 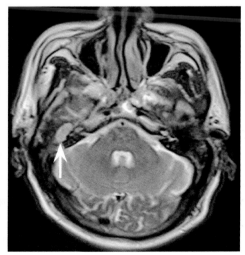

a　横轴位 $T_1WI$　　　　　　　　b　横轴位 $T_2WI$

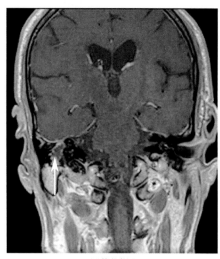

c　冠状位增强

右侧乳突鼓窦区内椭圆形等长 $T_1$ 长 $T_2$ 信号影，边界较清晰，增强检查呈环形强化，病灶内部无强化。

**【影像鉴别】**

(1) 乳突胆脂瘤与炎性肉芽肿鉴别：后者 $T_1$WI 呈中等信号，$T_2$WI 呈高信号，增强示有明显强化。

(2) 乳突胆脂瘤与胆固醇肉芽肿鉴别：后者 $T_1$WI、$T_2$WI 均呈高信号，无明显强化。

(3) 胆脂瘤与中耳癌鉴别：前者周围边界光滑甚至骨质硬化，后者骨质破坏呈虫蚀样且病灶明显强化。

**【特别提示】**

MRI 信号较有特异性，对鉴别诊断有帮助。

## 三、面神经瘤

**【MRI 表现】**

面神经瘤在 $T_1$WI 呈略低信号或等信号，$T_2$WI 呈略高信号或等信号，较大的面神经瘤信号不均匀，内有囊变，$T_1$WI 呈很低信号，$T_2$WI 呈很高信号，极少数面神经瘤为囊性病变。增强后面神经瘤呈轻度至明显强化，可呈均匀强化，较大的面神经瘤呈不均匀强化，增强扫描能直接、准确地显示面神经瘤累及哪几段面神经，有助于面神经瘤的定位、定量和定性诊断。

**【影像鉴别】**

(1) 内听道内面神经瘤与听神经瘤的鉴别要点：面神经瘤位于内听道前上象限，内听道前上方骨质破坏；面神经瘤表现为通过内听道和面神经管迷路段沟通的中颅窝和桥小脑角肿块，而听神经瘤通过内耳门形成桥小脑角和内听道肿块，而不累及面神经管迷路段。

(2) 内听道内面神经瘤还要与血管瘤鉴别，血管瘤 $T_2$WI 呈较高信号和肿瘤明显强化有助于鉴别。

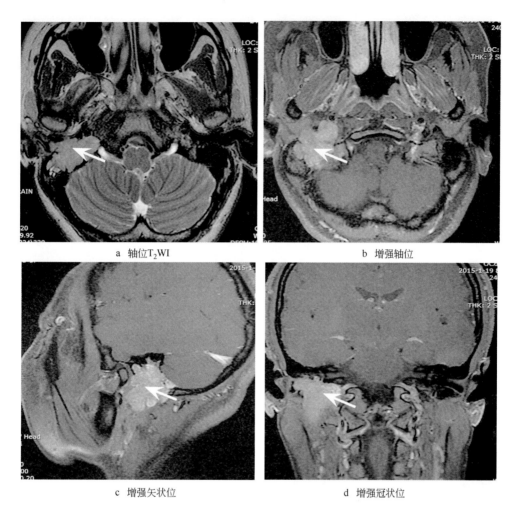

a 轴位T$_2$WI

b 增强轴位

c 增强矢状位

d 增强冠状位

面神经瘤：面神经瘤位于右侧乳突面神经管走形区，肿瘤在 T$_2$WI
呈略高信号，增强后面神经瘤呈明显均匀强化。

（3）胆脂瘤的 MRI 表现为长 T$_1$ 长 T$_2$ 或短 T$_1$ 长 T$_2$ 信号，增强后无强化；胆固醇肉芽肿 T$_1$WI 和 T$_2$WI 均表现为高信号。

【特别提示】

MRI 可进一步显示肿瘤全貌及强化特征。

## 四、颈静脉球瘤

【MRI 表现】

颈静脉球瘤在 T$_1$WI 呈中等信号，在 T$_2$WI 呈高信号，当肿瘤较大时，信号常不均匀，纤维组织丰富者在 T$_2$WI 出现低信号区；肿瘤内一般无钙化，根据肿瘤血管丰富状况，可以出现不同程度的点状或条状的血管留空信号；肿瘤较大时可有出血，表现为"胡椒盐征"；肿瘤增强检查呈明显快速强化。

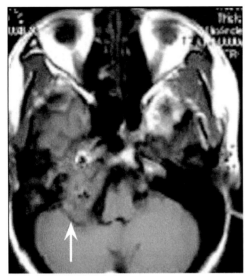

a　横轴位 $T_1WI$　　　　　　　　　　b　横轴位 $T_2WI$

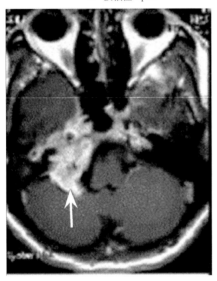

c　横轴位增强

右侧颈静脉孔巨大占位，累及颅后窝，$T_1WI$ 呈等信号，混杂小片状血管流空信号，

呈"胡椒盐征"，$T_2WI$ 呈混杂高信号，增强检查呈明显强化。

**【影像鉴别】**

（1）颈静脉孔区脑膜瘤：其基底位于硬膜，边界清晰，$T_1WI$ 呈等信号或低信号，$T_2WI$ 呈高信号、等信号或低信号，增强示有明显强化，病灶内可见密集的钙化，钙化在 MRI 上为无信号。

（2）迷走神经体瘤：可通过颈静脉孔长入颅内，伴随"胡椒盐征"，$T_1WI$ 呈等信号或低信号，$T_2WI$ 呈高信号；肿瘤的中心位置经常相对较低，位于颈静脉孔的下方，一般不会引起中耳的骨质破坏。

（3）神经源性肿瘤：该类肿瘤多呈卵圆形，很少破坏局部骨质，瘤内一般不会出现"胡椒盐征"，其强化程度也相对较低。

（4）高位颈静脉球：正常颈静脉窝顶多不超过蜗窗水平，超过者称颈静脉球高位，临床出现搏动性耳鸣症状，MRI 显示异常信号灶边界清晰，局部无占位效应。

【特别提示】

MRI 检查以其清晰的软组织分辨率、成多方位像、无伪影等优势，在肿瘤评价及周围组织结构受侵程度方面更具诊断价值。

# 五、中耳癌

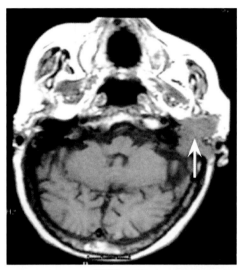

a  横轴位 $T_1WI$

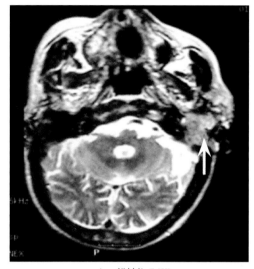

b  横轴位 $T_2WI$

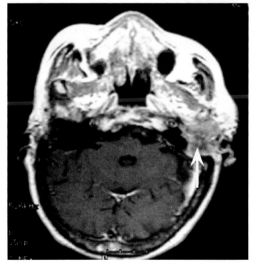

c  横轴位增强

左中耳部见一不规则略长 $T_1$ 长 $T_2$ 信号，边缘不清，增强扫描呈不均匀强化。

**【MRI 表现】**

(1) 瘤体在 $T_1WI$ 呈中等稍低信号，$T_2WI$ 呈稍高信号，增强扫描可见明显强化。

(2) 早期主要表现为中耳鼓室内软组织肿块，听小骨及鼓室壁破坏、吸收。

(3) 肿瘤增大时主要表现为以鼓室为中心的弥漫性软组织肿块，周围骨质呈广泛不规则破坏，MRI 可以更好地显示肿瘤周围组织及颅内受侵的情况。

**【影像鉴别】**

慢性肉芽肿型中耳乳突炎及胆脂瘤：密切结合临床，必要时结合活检病理检查。

**【特别提示】**

多数中耳癌患者有长期慢性化脓性中耳炎病史，主要临床表现有外耳道出血、剧烈疼痛及面瘫等，出血可为脓血；中耳癌的病理多为鳞状细胞癌。

# 第六节 颈部常见疾病

## 一、颈部血管瘤

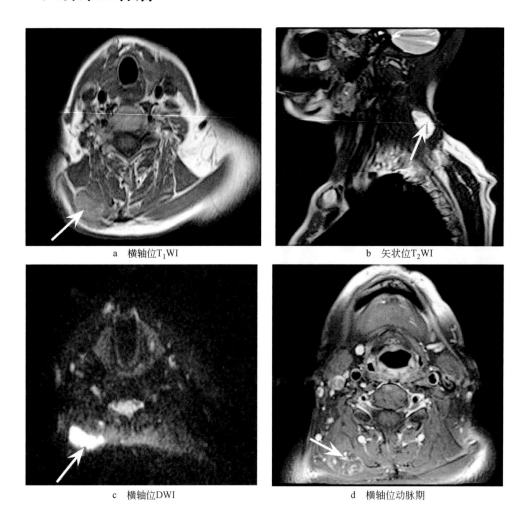

a 横轴位$T_1WI$          b 矢状位$T_2WI$

c 横轴位DWI          d 横轴位动脉期

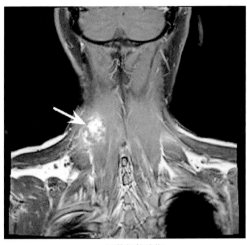

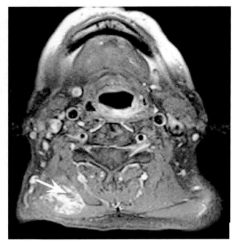

| e　冠状位静脉期 | f　横轴位延迟期 |

右侧颈后部斜方肌内侧见一团块状稍短 $T_1$ 长 $T_2$ 信号影，边界清楚，

DWI 呈高信号影，增强检查呈渐进性不均匀性强化。

**【MRI 表现】**

（1）MRI 上 $T_1$WI 信号与肌肉相仿，$T_2$WI 呈不均等高信号。

（2）增强扫描肿瘤呈明显强化，可见邻近引流静脉及卫星病灶。

（3）血管瘤内可有静脉石，CT 平扫显示清晰。

**【影像鉴别】**

淋巴管瘤：MRI 上 $T_1$WI 呈低信号，有囊内出血或囊液脂肪含量高者呈高信号，$T_2$WI 呈高信号。无强化。

**【特别提示】**

颈部有丰富的血管，且有很多变异，MRI 扫描有助于颈部血管的检查。

## 二、颈动脉体瘤

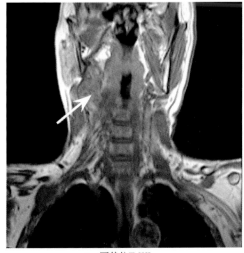

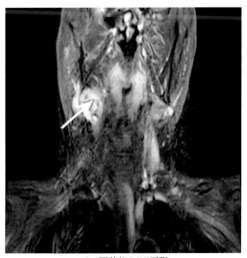

| a　冠状位T₁WI | b　冠状位T₂WI压脂 |

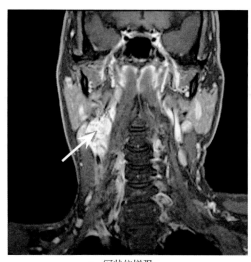

c 冠状位增强

右侧颈总动脉分叉处见团块状异常信号影，呈等长 $T_1$ 等长 $T_2$ 信号，增强扫描呈不均匀明显强化。

**【MRI 表现】**

(1) 肿瘤 $T_1WI$ 呈中等信号，$T_2WI$ 呈高信号，增强扫描可见明显强化。

(2) 肿瘤内部血管丰富，有时可见点状或条状迂曲的低信号血管影。

**【影像鉴别】**

神经鞘瘤：肿块位于颈动脉间隙内，$T_1WI$ 呈等信号，$T_2WI$ 呈高信号，病灶易发生囊变坏死，增强扫描不均匀强化，囊变区不强化。

血管瘤：病灶钙化多见，有时其内可见静脉石，其也是该肿瘤的特征性表现。

**【特别提示】**

CT 和 MRI 是诊断该病常用的检查方法，MRI 要优于 CT，增强检查有助于该病的诊断。

# 三、颈部神经鞘瘤

**【MRI 表现】**

(1) 肿块位于颈部间隙内，呈圆形或梭形，边界清楚，有时冠状位扫描可见病灶与神经关系密切，$T_1WI$ 呈等信号，$T_2WI$ 呈高信号，增强扫描可见强化。

(2) 病灶易发生囊变，增强扫描囊变区无强化。

**【影像鉴别】**

(1) 颈动脉体瘤：好发部位为颈总动脉分叉处，血管丰富，增强扫描可见明显强化，有时可见到流空血管影。

(2) 神经纤维瘤：病变很少发生囊变或坏死，增强扫描一般均匀强化，当神经鞘瘤无囊变时，鉴别较困难。

**【特别提示】**

病灶为起源于神经施万细胞的良性肿瘤，主要来源于颈部的神经组织，比如舌下神经干、颈交感丛。

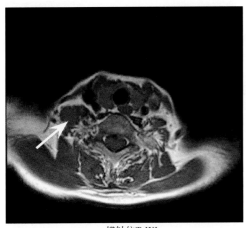
a 横轴位T$_1$WI

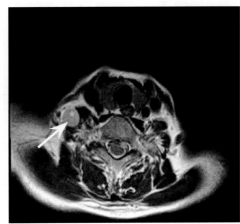
b 横轴位T$_2$WI

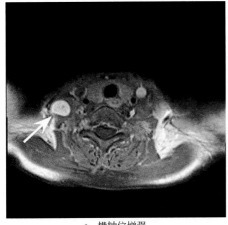
c 横轴位增强

右侧颈部间隙内见软组织团块影，呈长 T$_1$ 稍长 T$_2$ 信号，增强
扫描呈不均匀明显强化，可见小片状无强化区。

# 四、颈部淋巴瘤

【MRI 表现】

颈部可见单侧或双侧多发肿大淋巴结，可融合成较大的团块，部分内可见坏死，T$_1$WI
呈等或略低信号，T$_2$WI 呈高信号，增强扫描可见轻度均匀强化。

【影像鉴别】

（1）感染：结核、单核细胞增多症、HIV 感染、猫抓热等均可引起多发淋巴结肿大，
密度均匀，急性感染一般有全身症状、局部压痛等，病灶增强扫描多为唤醒强化；穿刺活检
可以明确诊断。

（2）淋巴结转移瘤：结合患者恶性肿瘤病史，一般不难鉴别。

【特别提示】

颈部淋巴瘤一般青年人较多见，可为一侧或双侧，患者往往伴随其他部位淋巴结的
肿大。

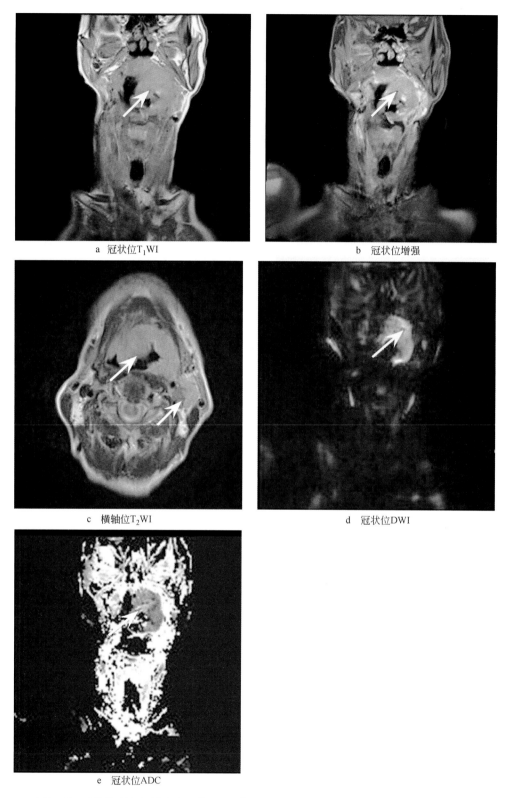

a 冠状位T₁WI

b 冠状位增强

c 横轴位T₂WI

d 冠状位DWI

e 冠状位ADC

左侧口咽、舌根见不规则形软组织团块影，呈等长 $T_1$ 稍长 $T_2$ 信号，增强扫描呈不均匀明显强化，DWI 呈高信号，ADC 呈低信号，增强扫描轻度均匀强化。左侧颈根部可见明显肿大淋巴结影。

# 五、颈淋巴结转移瘤

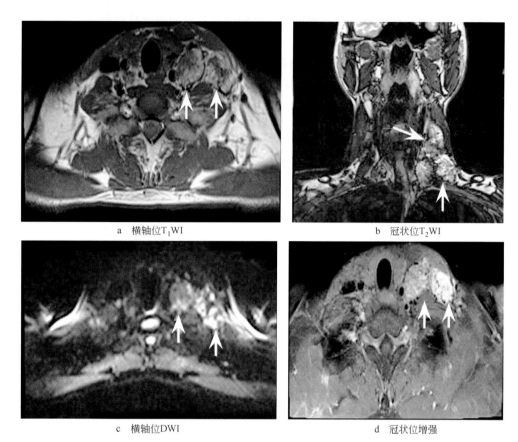

a　横轴位T₁WI

b　冠状位T₂WI

c　横轴位DWI

d　冠状位增强

左侧颈部动脉鞘外侧及左侧锁骨上见多发大小不等团块状不均匀性长 T₁ 长 T₂ 信号影，

DWI 呈不均匀性高信号影。增强检查呈不均匀性强化，病灶与周围组织分界不清。

**【MRI 表现】**

（1）大小：以短径＞11mm 作为颈静脉二腹肌及颌下淋巴结、＞8mm 作为咽后淋巴结、＞10mm 为其他颈转移淋巴结的诊断阈值。

（2）部位：转移淋巴结发生部位与原发肿瘤的淋巴引流区域相关。鼻咽癌转移淋巴结多为双侧发生，常见于颈静脉链周围淋巴结。咽后组、颈后三角区为鼻咽癌淋巴结转移的特征性部位，其中咽后组淋巴结是鼻咽癌引流的首站淋巴结，如咽后组淋巴结肿大时，应首先考虑鼻咽癌的可能。甲状腺癌淋巴结转移部位为颈静脉链周围淋巴结，其中又以颈下深组（包括锁骨上窝）最多，颈上中深组次之，其他依次为气管食管沟、甲状腺周围、上纵隔淋巴结。淋巴瘤在头颈部恶性肿瘤中居第 2 位，仅次于鳞癌，以非霍奇金淋巴瘤占大多数。淋巴结受侵部位广泛，主要为咽后组、颈静脉链周围及颈后三角区淋巴结，有时可侵及颌下及腮腺内淋巴结，常为双侧侵犯。

（3）信号和内部结构：转移性淋巴结的中心坏死较为常见，淋巴结在 T₁WI 上多为中低信号，在 T₂WI 上多为中高信号。如果淋巴结内部有坏死成分，则在 T₂WI 上为高亮信号。

（4）数目：头颈部恶性肿瘤患者在淋巴引流区发现 3 个或 3 个以上的相邻淋巴结肿大，

即使每个淋巴结的长径在 8～15mm 或短径在 8～10mm ，也应该警惕有转移的可能。

（5）边缘及与周围组织结构的关系：淋巴结边缘不光整、模糊、周围脂肪间隙消失等为包膜侵犯的特征。外侵明显的可显示周围重要结构受侵，比如颈动脉受侵。

**【影像鉴别】**

（1）淋巴瘤：表现为多组多个淋巴结肿大，任何组别均可受累，大小不一，直径可达 1～10cm，边缘较清楚，密度均匀，较少见包膜外侵犯，侵犯的范围较广，病变可以很大。

（2）感染：除结核外，单核细胞增多症、HIV 感染、猫抓热等均可引起多发淋巴结肿大，密度均匀，急性感染一般有全身症状、局部压痛等。

**【特别提示】**

（1）颈部淋巴结极为丰富，在全身 800 多枚淋巴结中占 300 多枚。

（2）颈部淋巴结病变多为炎症、淋巴瘤和肿瘤转移所致。颈部淋巴结转移在颈部恶性肿瘤中最常见。

（3）头颈部恶性肿瘤中大于 90% 为鳞状细胞癌，其中大于 80% 有颈部淋巴结转移。

（4）有淋巴结转移与无转移相比，其 5 年生存率要下降 50%，发生对侧转移或者出现淋巴结包膜侵犯者，5 年生存率再下降 50%。因此判断颈部肿大淋巴结的性质意义重大。

（5）淋巴结内部信号不均是诊断转移较为可靠的征象。

## 六、甲状舌管囊肿

**【MRI 表现】**

（1）MRI 上 $T_1WI$ 呈低信号，$T_2WI$ 呈明显高信号，增强扫描囊肿无强化。

（2）甲状舌管囊肿分为舌骨上区、舌骨区、舌骨下区。

**【影像鉴别】**

（1）淋巴管瘤：MRI 上 $T_1WI$ 呈低信号，有囊内出血或囊液脂肪含量高者呈高信号，$T_2WI$ 呈高信号，增强检查无强化。

（2）表皮样囊：MRI 多呈边界清晰的类圆形肿物，呈长 $T_1$、长 $T_2$ 信号，$T_1WI$ 信号不一，可呈高、中、低信号，考虑与复杂的囊内容物有关。DWI 显示囊肿呈不同程度的高信

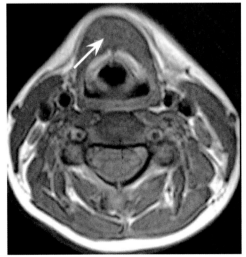 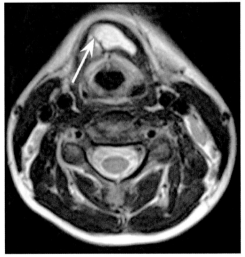

a　横轴位$T_1WI$　　　　　b　横轴位$T_2WI$

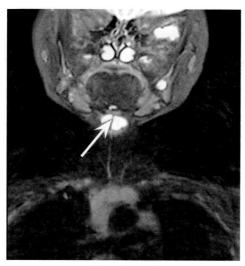

c 冠状位T$_2$WI压脂

舌骨前方见小片状长 T$_1$ 长 T$_2$ 信号影，T$_2$WI 压脂呈明显高信号，边界清晰，其内见分隔。

号，ADC 图呈明显低信号或稍低信号。

【特别提示】

MRI 扫描有助于颈部囊性病变的鉴别诊断。

# 七、甲状腺良性肿瘤

【MRI 表现】

MRI 上 T$_1$WI 呈低、等或高信号，T$_2$WI 呈高信号，病灶边界清楚；增强扫描可见不均匀强化，囊变区无强化。

【影像鉴别】

主要与甲状腺恶性肿瘤进行鉴别，如果伴随周围组织的侵犯，或者颈部多发转移淋巴结，往往有助于恶性肿瘤的诊断。

【特别提示】

甲状腺良性肿瘤主要是腺瘤，占甲状腺肿瘤的 60% 左右。

# 八、甲状腺恶性肿瘤

【MRI 表现】

MRI 上 T$_1$WI 呈稍等或者稍高信号，T$_2$WI 呈不均匀高信号，肿瘤边界不清，呈浸润性生长，增强扫描可见明显强化；有时可伴有颈部多发肿大淋巴结。部分学者认为病灶周围不完整的包膜样低信号是该病 MRI 的特征性表现。

【影像鉴别】

需与甲状腺良性肿瘤鉴别，一般良性肿瘤边界清楚，没有颈部淋巴结转移。

【特别提示】

MRI 扫描在诊断甲状腺疾病上有一定的局限性，有些微小钙化在 MRI 上较难显示，而往往有些微小钙化对疾病的诊断有重要意义。

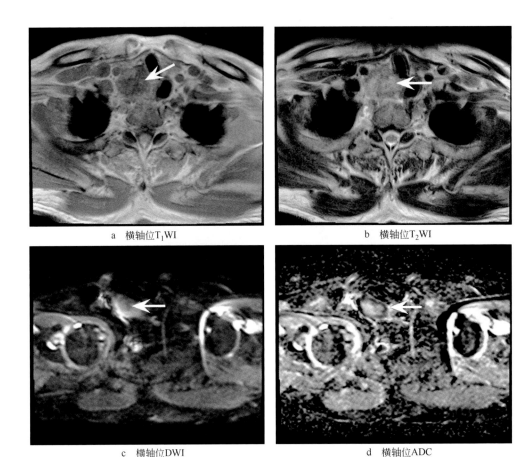

a 横轴位T₁WI　　　　　　　　b 横轴位T₂WI

c 横轴位DWI　　　　　　　　d 横轴位ADC

甲状腺右叶见不规则软组织肿块，在 T₁WI 上呈等信号，在 T₂WI 上呈高信号，
信号不均匀，边界模糊；邻近器官受压、管腔变窄；在 DWI 上呈不均匀高信号，
在 ADC 图上病灶中心呈高信号，边缘部分呈低信号。

# 第七节　涎腺疾病

## 一、腮裂囊肿

**【MRI 表现】**

(1) MRI 上 T₁WI 呈低信号，部分呈稍短 T₁WI 信号，T₂WI 呈高信号，边界清晰。

(2) 增强扫描囊肿内无强化，囊壁可有轻度强化，周围组织推压移位。

(3) 腮裂囊肿是胚胎发育中的鳃裂残余组织发生的一种先天性畸形，根据发生部位可分为第一、第二、第三、第四腮裂囊肿。

**【影像鉴别】**

(1) 甲状舌骨囊肿：有其特定好发部位，位于甲状舌骨肌前正中线或旁正中线。

(2) 淋巴水瘤：好发于 2 岁以内儿童，多位于颌下间隙内，可单房或多房，呈分隔状，有向周围结构间隙生长的特点。

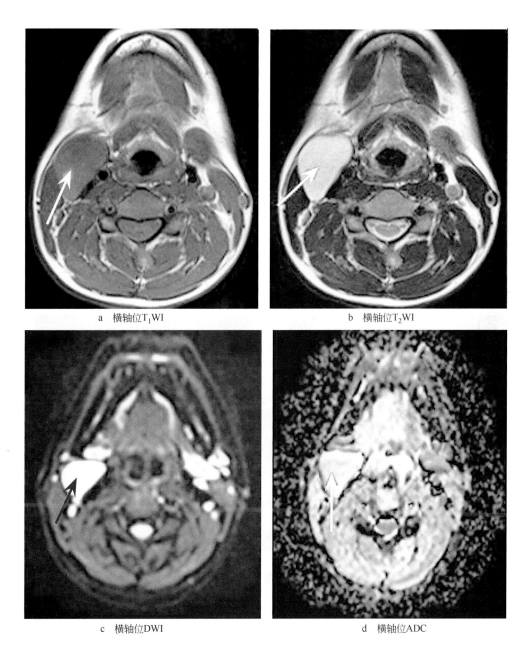

a 横轴位T₁WI　　　　　　　　b 横轴位T₂WI

c 横轴位DWI　　　　　　　　d 横轴位ADC

右侧颈后部胸锁乳突肌前内侧有一团块状稍短 $T_1$ 长 $T_2$ 信号影，边界清楚，

DWI 呈高信号影，ADC 呈混杂高信号。

（3）腮腺囊肿：其位于腮腺区，腮腺周围脂肪向内推移。

（4）神经鞘瘤：其有囊变，但也有实性部分，增强后强化明显。

（5）淋巴管瘤：MRI 上 $T_1$WI 呈低信号，有囊内出血或囊液脂肪含量高者呈高信号，$T_2$WI 呈高信号。无强化。

【特别提示】

MRI 在诊断鳃裂囊肿上有无比优越性，可以清晰显示囊肿位置、形态、大小及周围结构关系，从而做出准确诊断。

## 二、多形性腺瘤

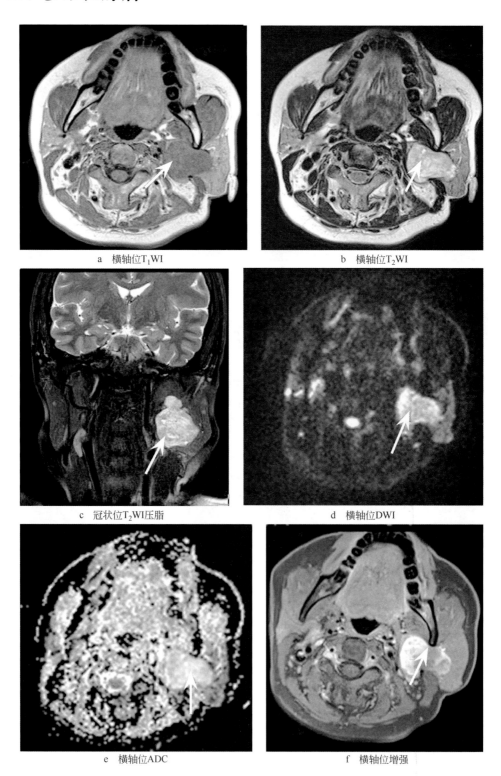

a 横轴位T<sub>1</sub>WI

b 横轴位T<sub>2</sub>WI

c 冠状位T<sub>2</sub>WI压脂

d 横轴位DWI

e 横轴位ADC

f 横轴位增强

左侧腮腺区可见一不规则形等/长 $T_1$ 长 $T_2$ 信号影，$T_2$ 压脂呈高信号，DWI 呈高信号，ADC 呈稍高信号，增强检查呈不均匀性明显强化。

**【MRI 表现】**

（1）病灶常单发，$T_1WI$ 多呈等或低信号，$T_2WI$ 多呈高信号，边界清晰。

（2）增强后肿块呈中重度强化，边缘光滑完整，病灶内可见斑点状囊变信号，呈砂砾状改变，$T_1WI$ 呈低信号，$T_2WI$ 呈高信号，增强可见无强化的斑点状信号。

（3）肿块周围有包膜，包膜 $T_1WI$ 及 $T_2WI$ 序列呈低信号，增强包膜呈轻度强化。

**【影像鉴别】**

（1）腺淋巴瘤（Warthin 瘤）：多见于中老年男性，与吸烟有关，$T_1WI$ 呈低信号，$T_2WI$ 呈高信号，MRI 表现为单侧或双侧、单个或多个结节，可呈囊实性，增强扫描动脉期明显强化（早期强化），而静脉期减退常多发。

（2）腮腺黏液表皮样癌：少见，生长迅速，多表现为混杂信号的肿块，边缘不规则，与周围组织结构分界不清，脂肪间隙可模糊，增强后呈明显不均匀强化。

（3）腮腺淋巴管瘤：多见于儿童，病变 $T_1WI$ 呈明显低信号，$T_2WI$ 呈明显高信号，内见分房样结构，增强后囊壁及分隔呈轻度强化。

**【特别提示】**

MRI 信号较有特异性，对鉴别诊断有帮助。

# 三、腮腺腺淋巴瘤

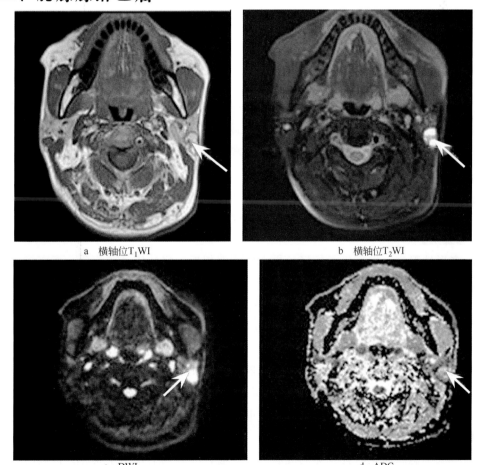

a　横轴位$T_1WI$　　　　　　　　b　横轴位$T_2WI$

c　DWI　　　　　　　　d　ADC

左侧腮腺内可见片状等长 $T_1$、长 $T_2$ 信号影，边界较清晰，DWI 上呈高信号，ADC 信号不低。

**【MRI 表现】**

（1）肿瘤好发生于腮腺浅叶、后下极，一般为圆形、椭圆形或者是分叶状的软组织肿块，边缘较规整。

（2）MRI 上 $T_1WI$ 呈低信号，$T_2WI$ 及压脂 $T_2WI$ 上呈低、高混杂信号，病灶可以发生囊变，囊变一般呈长 $T_1$、长 $T_2$ 信号。

（3）增强扫描肿瘤实性成分呈轻中度强化，囊变区无强化。

**【影像鉴别】**

（1）多形性腺瘤：发病年龄较轻，信号较均匀，囊变较少；MRI 增强扫描早期强化不明显，呈延迟逐渐强化。

（2）腮腺感染性病变：当腮腺淋巴结炎与腺淋巴瘤继发感染时，临床表现比较相似，影像学上鉴别较困难，经抗感染治疗后方可进行鉴别，如治疗后消失，则为淋巴结炎，如果短时间减小后又有增长趋势，则为腺淋巴瘤。

（3）腮腺恶性肿瘤：主要表现为腮腺内不规则肿块，肿块内易发生出血、坏死及囊变，信号不均匀，易侵犯邻近结构；当出现颈部淋巴结肿大时有助于该病的诊断。

**【特别提示】**

腺淋巴瘤是仅次于多形性腺瘤居第 2 位的腮腺良性肿瘤；本病可单侧发生也可双侧发生；肿块可有消长史，是本病比较有特点的临床表现。

# 四、腮腺基底细胞腺瘤

**【MRI 表现】**

（1）肿瘤在腮腺发生的位置缺乏特异性，一般为圆形或类圆形，无或仅有浅分叶改变，少数可以出现深分叶状改变，MRI 可以显示包膜。

（2）在 $T_1WI$ 上信号与肌肉相仿，低于正常腮腺组织信号，在 $T_2WI$ 上病灶信号高于肌肉组织，稍低于正常腮腺信号，病灶可出现囊变，囊变一般呈长 $T_1$、长 $T_2$ 信号。

（3）增强扫描肿瘤实性成分明显强化，囊变区无强化；动态增强扫描，动脉期即出现明显强化，静脉期强化程度变化不大，呈显著持续强化。

**【影像鉴别】**

（1）多形性腺瘤：发病年龄较轻，男女发病率相近；病灶信号较均匀，囊变较少；MRI 增强扫描早期强化不明显，呈延迟强化。

（2）腺淋巴瘤：多见于 50 岁以上老年人，男性多见；该病囊变较基底细胞腺瘤更常见，未囊变部分 $T_1$、$T_2$ 呈中等信号；腺淋巴瘤增强扫描动脉期显著强化，静脉期强化程度迅速下降，与基底细胞腺瘤不同。

（3）腮腺低度恶性肿瘤：主要表现为腮腺内不规则肿块，呈浸润性生长，包膜不完整，$T_2WI$ 呈较高信号，增强扫描强化明显，肿块内易发生出血、坏死及囊变，信号不均匀，易侵犯邻近结构；当出现颈部淋巴结肿大时有助于该病的诊断。

**【特别提示】**

腮腺基底细胞腺瘤是一种少见的涎腺良性肿瘤，80% 以上发生于腮腺。该病的特点是好发于老年女性，病灶边缘光滑，边界清楚，增强扫描呈持续延迟强化。

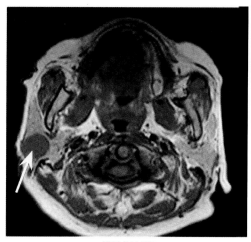

a　横轴位T₁WI

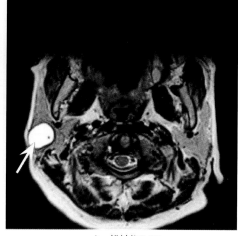

b　横轴位T₂WI

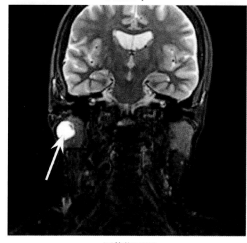

c　冠状位T₂WI

右侧腮腺内见近圆形团块影，呈长 $T_1$、长 $T_2$ 信号影，边缘清楚。

# 五、腮腺血管瘤

**【MRI 表现】**

（1）MRI 上信号可均匀或不均匀，$T_1WI$ 多呈低信号，$T_2WI$ 多呈高信号。

（2）增强后显著异常强化。

（3）可显示静脉石，为血管瘤特征表现，CT 显示较佳。

**【影像鉴别】**

（1）多形性腺瘤：也称混合瘤，病灶常单发，$T_1WI$ 多呈等或低信号，$T_2WI$ 多呈高信号，边界清晰，增强后肿块呈中重度强化，边缘光整，病灶内可见斑点状囊变信号，无强化，病灶有包膜。

（2）腺淋巴瘤（Warthin 瘤）：多见于中老年男性，与吸烟有关，$T_1WI$ 呈低信号，$T_2WI$ 呈高信号，MRI 表现为单侧或双侧、单个或多个结节，可呈囊实性，增强扫描动脉期明显强化（早期强化），而静脉期减退常多发。

（3）腮腺黏液表皮样癌：少见，生长迅速，多表现为混杂信号的肿块，边缘不规则，与

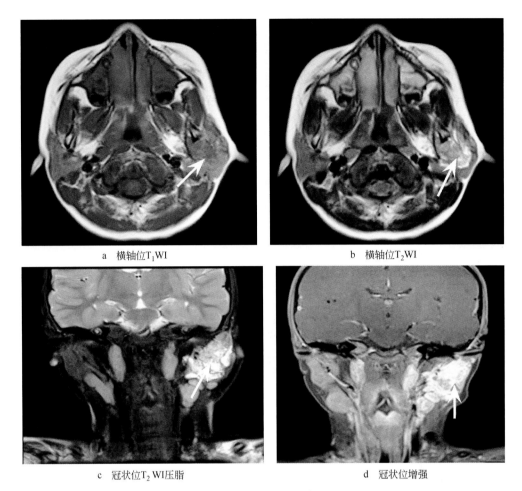

a　横轴位T$_1$WI　　　　　　　　b　横轴位T$_2$WI

c　冠状位T$_2$WI压脂　　　　　　d　冠状位增强

左侧腮腺区可见一不规则形长 T$_1$ 长 T$_2$ 信号影，T$_2$ 压脂呈高信号，

信号不均匀，增强检查呈不均匀性强化。

周围组织结构分界不清，脂肪间隙可模糊，增强后呈明显不均匀强化。

（4）腮腺淋巴管瘤：多见于儿童，病变 T$_1$WI 呈明显低信号，T$_2$WI 呈明显高信号，内见分房样结构，增强后囊壁及分隔呈轻度强化。

【特别提示】

MRI 信号较有特异性，对鉴别诊断有帮助。

# 六、脉管瘤

【MRI 表现】

（1）MRI：病灶多发于儿童，可为实性或囊实性，实性部分 T$_1$WI 多呈等信号，T$_2$WI 多呈稍高信号。

（2）增强检查实质部分呈不均匀性明显强化。

【影像鉴别】

（1）腮腺多形性腺瘤：也称混合瘤，病灶常单发，T$_1$WI 多呈等或低信号，T$_2$WI 多呈高信号，边界清晰，增强后肿块呈中重度强化，边缘光整，病灶内可见斑点状囊变信号，无强化，病灶有包膜。

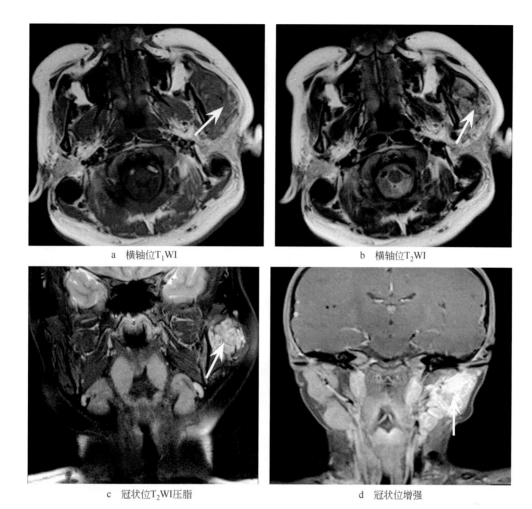

a 横轴位T₁WI          b 横轴位T₂WI

c 冠状位T₂WI压脂          d 冠状位增强

左侧腮腺前部可见一不规则形等 $T_1$ 稍长 $T_2$ 信号影，$T_2$ 压脂呈高信号，

增强检查呈不均匀性强化，其内可见迂曲走形的血管影。

（2）腺淋巴瘤（Warthin 瘤）：多见于中老年男性，与吸烟有关，单侧或双侧，单个或多个结节，可呈囊实性，MRI 表现为 $T_1WI$ 呈低信号、$T_2WI$ 呈高信号，增强扫描动脉期明显强化（早期强化），而静脉期减退常多发。

（3）基底细胞腺瘤：常见于 60 岁以上女性，MRI 表现为 $T_1WI$ 呈低信号，$T_2WI$ 呈高或稍低信号，可发生囊变，病灶边界清晰，均有包膜，增强扫描动脉期及静脉期均明显强化。

【特别提示】

MRI 信号较有特异性，对鉴别诊断有帮助。

## 七、腮腺恶性肿瘤

【MRI 表现】

（1）主要表现为腮腺内不规则肿块，呈浸润性生长，包膜不完整，信号不均匀，易侵犯邻近结构。

（2）MRI 上 $T_1WI$ 为稍低信号，$T_2WI$ 为以高信号为主的混杂信号；有些低度恶性肿瘤

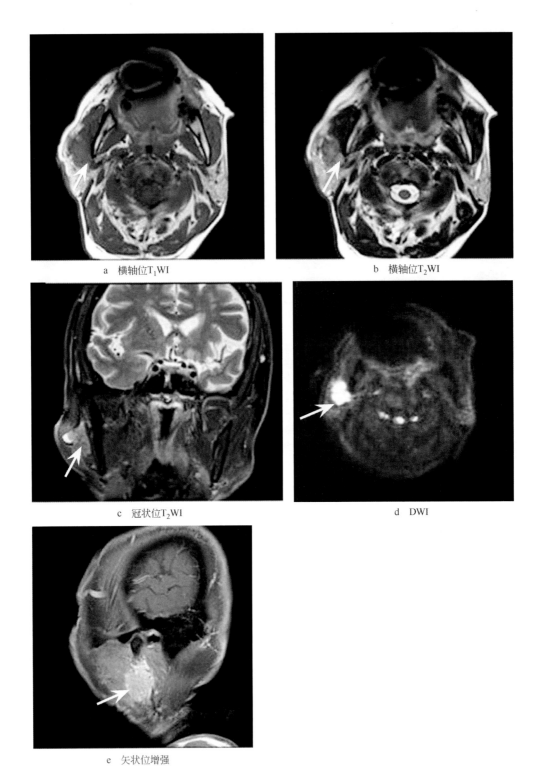

a 横轴位T₁WI

b 横轴位T₂WI

c 冠状位T₂WI

d DWI

e 矢状位增强

右侧腮腺内可见不规则团块影,边缘呈分叶状改变,呈稍长 T₁ 不均匀长 T₂ 信号影,边缘欠清,

DWI 上呈明显高信号,增强扫描可见明显强化。(病理结果:腺泡细胞癌)

比如黏液表皮样癌 $T_1WI$ 为高信号。

（3）增强扫描肿瘤呈不均匀轻中度强化，若肿瘤生长速度较快，中央出现坏死时，增强扫描坏死区不强化。

【影像鉴别】

腮腺恶性肿瘤主要与良性肿瘤进行鉴别，比如多形性腺瘤、腺淋巴瘤等，一般良性肿瘤肿块生长缓慢，圆形或类圆形，MRI 信号较均匀，边界光滑，强化均匀，病灶可以出现囊变。

【特别提示】

涎腺恶性肿瘤较少见，患者一般年龄较大，常见的有恶性混合瘤、黏液表皮样癌、腺泡细胞癌及腺癌等；恶性肿瘤易侵犯面神经、咬肌和颞下颌关节等。

（崔运福　董立杰）

# 第三章
# 乳腺常见疾病

## 一、乳腺良性病变

### （一）腺病

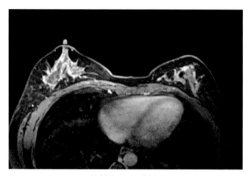 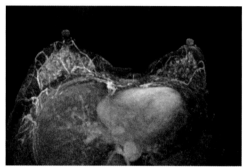

a 横轴位T$_1$WI增强          b 3D重建图像

双侧乳腺实质内见多发小结节状异常强化灶，内部强化均匀。

**【MRI 表现】**

（1）平扫：T$_1$WI表现为结节状或小片状病灶，边界清楚或不清，病灶信号强度一般与乳腺实质信号相等，早期病变信号可稍低，后期病变信号稍高。T$_2$WI上大多数呈等高信号或不均匀高、低混杂信号。

（2）动态增强：病灶多呈结节样或小片状强化，多发或弥漫性分布，以缓慢渐进性强化居多，时间信号强度曲线呈"流入型"或"平台型"，内部强化较均匀，随时间延长强化范围和程度逐渐扩大和增强。

**【鉴别诊断】**

（1）纤维腺瘤：乳腺纤维腺瘤通常体积大于腺病，呈圆形或卵圆形，边界清晰，部分病灶内可见特征性低信号分隔。增强扫描呈缓慢渐进性强化或离心性强化。

（2）乳腺癌：平扫表现为形态不规则的星芒状、蟹足样肿块，边缘不规则，有毛刺，信号不均匀，可有液化、出血或坏死；增强扫描呈中度以上不均匀强化或不规则环形强化，表现为早期快速强化或强化后迅速减退。

**【特别提示】**

患者多为 20～40 岁，病变为常见的双乳良性病变，有较低癌变风险。平扫表现多样，增强 MRI 检查病变多表现为渐进性强化。

## （二）纤维囊性乳腺病

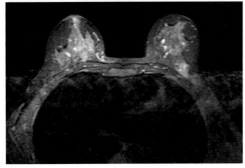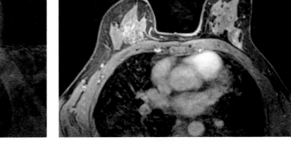

| a　横轴位T$_2$WI平扫 | b　横轴位T$_1$WI增强 |
|---|---|

T$_2$WI平扫示双乳实质内多发类圆形高信号小囊肿，增强后双乳内见多发点状及小片状强化。

**【MRI表现】**

（1）平扫：T$_1$WI上增生的导管、腺体组织表现为中等信号，与正常乳腺组织信号相似；T$_2$WI上病变信号强度主要依赖于增生组织内含水量的多少，含水量越高信号强度也越高。当导管、腺泡结构扩张显著时，其内分泌物潴留可形成大小不等的囊肿，T$_1$WI上多数呈低信号，部分囊肿内蛋白含量较高表现为高信号，T$_2$WI上呈高信号。

（2）动态增强：病变呈多发或弥漫性斑片状、结节状、点状强化灶，呈轻到中度渐进性强化，时间信号强度曲线多呈"流入型"。囊肿一般不强化，少数囊肿伴有感染时，可有环形强化。

**【鉴别诊断】**

局限性乳腺增生症，尤其是伴有结构不良时，须与乳腺癌鉴别。局限性乳腺增生MRI上多表现为缓慢渐进性强化，而乳腺癌多表现为早期快速强化，强化后迅速减退。临床上乳腺癌体检可触及肿块，质硬，边界不清，表面凹凸不平，活动度差，并可伴有腋窝内肿大淋巴结。

**【特别提示】**

患者多为30～40岁，病变常为双乳，临床症状与月经有关，乳房疼痛和肿块以经前期为著。乳腺MRI检查可见多发或弥漫性斑片状、结节状、点状渐进性强化灶，并见囊肿形成。

## （三）乳腺纤维瘤

**【MRI表现】**

（1）平扫：T$_1$WI上表现为圆形、类圆形或分叶状低/中等信号病灶，边界光滑，有完整的包膜，可单侧或双侧，单发或多发。T$_2$WI上其信号特征因其组成成分比例不同而有所差异，一般而言，年轻女性病灶内腺管上皮成分占比较高，通常T$_2$WI信号较高，年龄较大者病灶内纤维成分较多，T$_2$WI上与周围腺体组织信号相同或稍低。部分病灶内部可见低信号纤维分隔显示。

（2）动态增强：表现各异，腺管上皮成分较多的病灶早期即可表现为明显强化，延迟期呈渐进性强化或离心样强化，时间信号强度曲线呈"流入型"或"平台型"；而纤维成分较多的病灶无明显强化或仅表现为轻度强化。

**【鉴别诊断】**

（1）乳腺腺病：病灶体积较小，无明显肿块形成，呈弥漫分布的点状或小结节状改变。鉴别困难的是在腺病的基础上出现的小纤维腺瘤，需动态观察或穿刺活检。

（2）乳腺癌：影像表现为形态不规则的星芒状、蟹足样肿块，边缘不规则，有毛刺，信号

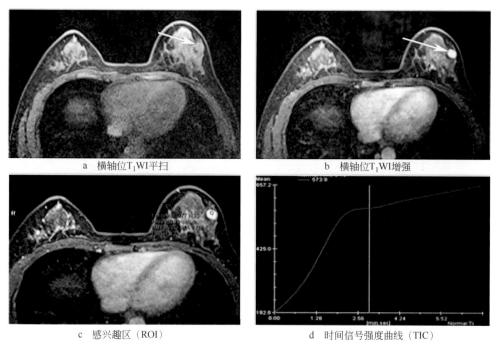

a 横轴位T₁WI平扫　　　　　　　　b 横轴位T₁WI增强

c 感兴趣区（ROI）　　　　　　　　d 时间信号强度曲线（TIC）

左乳外下象限类圆形结节，边界光滑，T₁WI平扫呈等信号，

增强后呈明显均匀强化，时间信号强度曲线呈"流入型"。

不均匀，有液化、出血或坏死；增强扫描呈中度以上不均匀强化或不规则环形强化，表现为"快进快出"。临床可触及肿块，质硬，边界不清，表面凹凸不平，活动度差，腋窝内有肿大淋巴结。

【特别提示】

纤维腺瘤是来源于乳腺小叶纤维组织和腺上皮的良性肿瘤，其发病率占乳腺肿瘤的首位。多见于40岁以下女性。多无自觉症状，常在普查或偶然发现。增强MRI检查病变多表现为边界清晰的类圆形病灶，缓慢渐进性均匀强化或离心性强化，时间信号强度曲线呈"流入型"或"平台型"。

## （四）导管内乳头状瘤

【MRI 表现】

（1）平扫：病灶多呈结节状，在T₁WI上多表现为低或中等信号的类圆形病变，边界清楚。在T₂WI上大多数呈中等或较高信号。病变多位于乳晕下大导管区，可伴有中央区大导管的扩张。

（2）动态增强：依据病灶的大小不同可呈均匀或不均匀性强化。大多数情况下表现为早期明显强化，延迟期呈持续增强或出现平台期，少数可有流出现象。

【鉴别诊断】

（1）纤维腺瘤：纤维腺瘤不伴有中央区大导管的扩张。

（2）导管内乳头状癌：其可见导管壁连续性中断，肿块形态不规则，与周围结构分界不清，肿块内血流丰富，多呈"快进快出"改变。

（3）导管扩张症：一般情况下，扩张导管呈弥漫性分布，扩张导管内不伴有乳头状突起。

【特别提示】

患者临床上伴有乳头溢液表现，病变位于乳晕后区，呈结节状，伴有中央区大导管扩张。增强MRI检查病变早期强化明显，时间信号强度曲线多呈"平台型"及"流入型"。

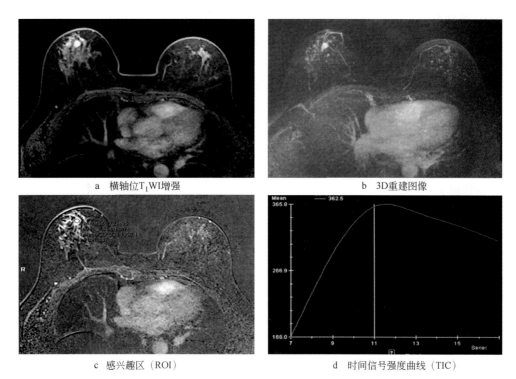

a　横轴位T₁WI增强

b　3D重建图像

c　感兴趣区（ROI）

d　时间信号强度曲线（TIC）

右乳中央区类圆形结节，边界清楚，T₁WI增强早期呈明显强化，时间信号强度曲线呈"流出型"。

## （五）乳腺感染性病变

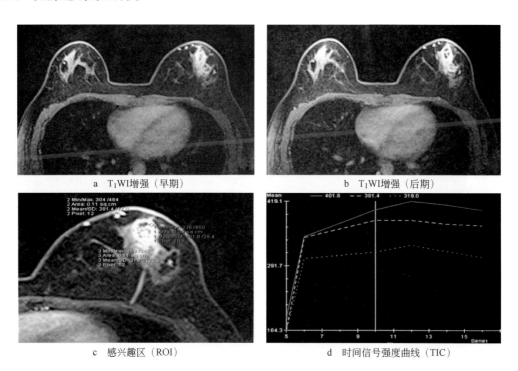

a　T₁WI增强（早期）

b　T₁WI增强（后期）

c　感兴趣区（ROI）

d　时间信号强度曲线（TIC）

左乳偏外侧区环状异常强化灶，壁较厚，内部可见强化分隔影，
时间信号强度曲线呈"流入型"及"平台型"。

【MRI 表现】

(1) 平扫：急性或慢性乳腺炎在 $T_1WI$ 上表现为片状低信号，在 $T_2WI$ 上呈高信号，其信号强度不均匀，边缘模糊，可见条片状水肿区，临近皮下脂肪层内信号模糊，皮肤增厚。乳腺脓肿在平扫 $T_1WI$ 上呈低信号、$T_2WI$ 上呈等或高信号，边界清晰或模糊，壁较厚，在 DWI 上脓腔内部呈高信号。

(2) 动态增强：急性或慢性乳腺炎增强后表现为轻度、中度强化，内部强化不均匀，以延迟强化为主。典型的乳腺脓肿增强后脓肿壁呈环形强化，内部脓液无强化，部分内部可见分隔或气液平面，较小脓肿可呈结节状强化。

【鉴别诊断】

(1) 炎性乳癌：临床上多无发热及白细胞计数升高，疼痛也不明显，乳腺 MRI 增强检查表现为快速明显强化，抗生素治疗后短期复查无显著变化。

(2) 囊肿：囊肿多呈圆形、类圆形低 $T_1$ 高 $T_2$ 信号病灶，边界清晰，信号均匀，增强后一般无明显强化，囊肿伴感染时可有环形强化，但通常呈薄壁改变。而脓肿一般壁厚且边缘毛糙。亦可根据 DWI 上的信号差异进行鉴别。

【特别提示】

乳腺感染性病变的诊断需结合临床病史，一般产褥期及有哺乳史、外伤史皆可为乳腺炎性感染性病变的诱因，且部分临床上伴有红、肿、热、痛的症状。乳腺脓肿结合其特征性 MRI 表现不难做出诊断，部分急慢性乳腺炎与乳腺癌鉴别诊断困难，可进行穿刺活检以明确诊断。

# 二、乳腺恶性病变

## (一) 浸润性导管癌

乳腺癌是女性第二位的恶性肿瘤，其中，浸润性导管癌是最常见的乳腺恶性肿瘤，占

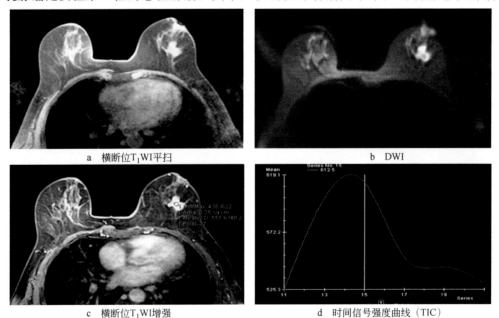

a 横断位$T_1$WI平扫

b DWI

c 横断位$T_1$WI增强

d 时间信号强度曲线（TIC）

左乳外上象限不规则形肿块，周缘可见毛刺，DWI 上呈高信号，
增强后呈明显强化，时间信号强度曲线呈"流出型"。

65％～80％。临床上以乳腺疼痛为主要症状，部分可表现为乳房肿块，部分病例可伴有乳头血性溢液。早期乳腺癌表现为无痛性小肿块，质硬、表面不光滑、边界不清。中、晚期乳腺癌的肿块较大，质硬，表面不光滑，边界不清，与深部组织有粘连，不易推动，也可见"酒窝征"、"橘皮征"、乳头内陷等改变。

**【MRI 表现】**

（1）平扫：肿块型病灶形态多不规则，周缘可见毛刺，呈星芒状、蟹足样改变。$T_1WI$ 呈低信号、$T_2WI$ 呈高信号，多数为单乳单发，少数可多发或累及双乳，边缘不规则，有毛刺，信号不均匀，可有液化、出血或坏死。病灶实性成分在 DWI 上呈高信号，ADC 值减低。

（2）动态增强：呈中度以上不均匀强化或不规则环形强化，偶尔呈向心性强化，表现为早期快速强化或强化后迅速减退，呈"快进快出"的特点，时间信号强度曲线多呈"流出型"。

**【鉴别诊断】**

（1）局限性纤维化与纤维瘢痕组织：临床可扪及局部肿块。MRI 平扫呈 $T_1$、$T_2$ 低信号，增强扫描无强化，有手术史或相关检查治疗史。

（2）纤维腺瘤：MRI 平扫呈圆形、类圆形低 $T_1$ 高 $T_2$ 信号，形态规则，信号均匀，边缘光滑；临床扪及质硬、边界光滑、活动度大、与皮肤胸壁无粘连的肿块。多见于青春期前后女性。

（3）乳腺腺病：多为双侧乳腺，弥漫多发病灶，无明显肿块，增强多数病变表现为多发或弥漫性小片或大片状轻至中度的渐进性强化，强化多呈平台型。临床扪诊呈结节感，无明显肿块。

**【特别提示】**

生育期女性的乳腺癌随着年龄增长发病率有增高趋势，多在 45～50 岁。多数患者以偶然发现肿块为首发症状，或伴有乳头溢液、乳头内陷等表现；可有腋窝淋巴结肿大、质硬，常融合成块。增强 MRI 检查病变多表现为带有毛刺的肿块，增强后呈"快进快出"特点。

## （二）导管原位癌

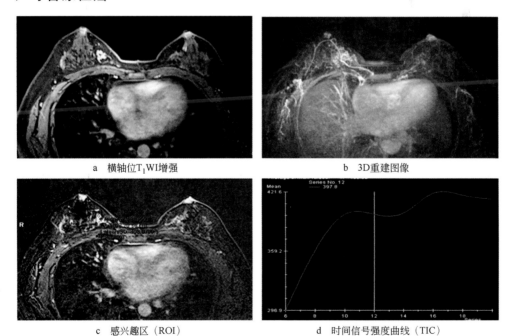

a 横轴位$T_1WI$增强　　　　　　b 3D重建图像

c 感兴趣区（ROI）　　　　　　d 时间信号强度曲线（TIC）

右乳内上象限非肿块样异常强化灶，呈节段性分布，DWI 上呈高信号，
增强后早期明显强化，时间信号强度曲线呈"平台型"。

【MRI 表现】

（1）平扫：与周围乳腺实质相比，导管内原位癌在 $T_1WI$ 上常表现为等信号，在 $T_2WI$ 上亦可无特殊变化。

（2）动态增强：病灶多呈非肿块样分布，表现为线样或节段性异常强化灶，如果出现早期强化支持诊断。时间信号强度曲线可呈"流入型"、"平台型"及"流出型"。

【鉴别诊断】

（1）浸润性导管癌：由 DCIS 发展而来，多表现为带毛刺的软组织肿块，边界不规则，增强后"快进快出"，时间信号强度曲线多呈"流出型"。

（2）乳腺腺病：多为双侧乳腺弥漫多发病灶，增强多数病变表现为多发或弥漫性小片或大片状轻至中度的渐进性强化，无明显的早期强化。

【特别提示】

多数患者发病隐匿。乳腺 MRI 检查病灶呈非肿块样分布，增强早期可有明显强化。

（李潇潇）

# 第四章
# 肝、胆、胰、脾

## 第一节　肝脏常见疾病

### 一、肝脏肿瘤及肿瘤样疾病

#### （一）肝脏血管瘤

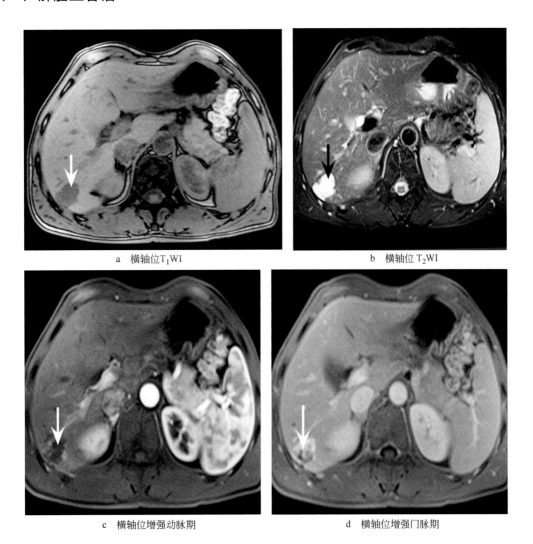

a　横轴位$T_1$WI

b　横轴位 $T_2$WI

c　横轴位增强动脉期

d　横轴位增强门脉期

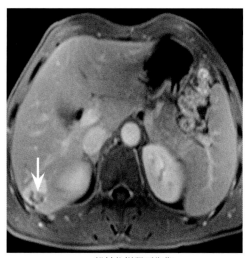

e 横轴位增强平衡期

肝右叶后段类圆形长 $T_1$ 长 $T_2$ 信号病变，边缘清晰。增强扫描，动脉期病灶<br>边缘结节状强化，门静脉及延迟期逐渐向中心填充，呈高信号。

**【MRI 表现】**

（1）可单发或多发，多呈圆形或软圆形，边界清晰，呈长 $T_1$、长 $T_2$ 信号，且 $T_2$ 加权上随 TE 时间的延长信号递增。

（2）重 $T_2$ 加权上信号较亮，称"灯泡征"。

（3）增强扫描：动脉期病灶边缘结节状强化，门静脉及延迟期逐渐向中心填充，呈高或等信号，呈"快进慢出"。

**【影像鉴别】**

（1）肝癌：增强扫描动脉期出现强化，静脉期恢复低信号，呈"快进快出"表现；另外常并发门脉癌栓或肝内及其他脏器转移。

（2）肝转移瘤：常多发，出现"牛眼征"。

**【特别提示】**

肝脏海绵状血管瘤是肝脏最常见的良性肿瘤，出现"灯泡征"，并且增强扫描周边先出现结节状强化，再逐渐向中心充填，发现这一充填的趋势对血管瘤的诊断有较大意义。

## （二）肝腺瘤

**【MRI 表现】**

（1）可单发，多呈圆形或卵圆形，边界清晰，$T_1$ 呈低、等或稍高信号，$T_2$ 呈略高或中等高信号，信号不均匀。

（2）增强扫描：动脉期病灶明显强化，门静脉及延迟期强化程度下降，呈高或等信号。

**【特别提示】**

肝细胞腺瘤好发于中青年女性，有长期服用避孕药病史，血供丰富。

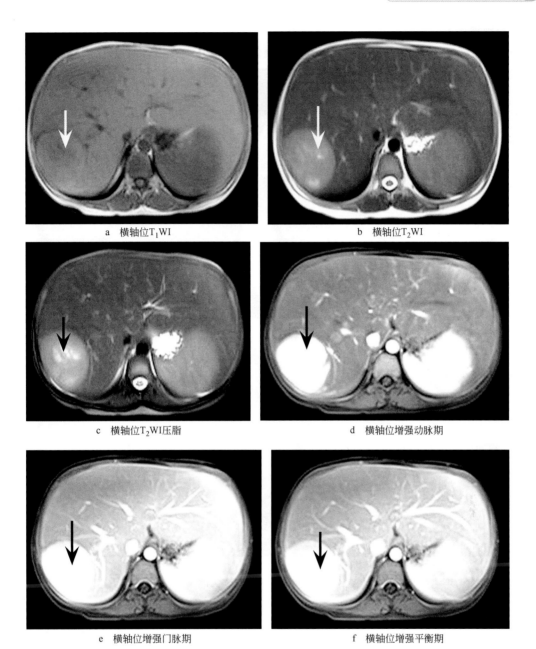

a　横轴位T₁WI

b　横轴位T₂WI

c　横轴位T₂WI压脂

d　横轴位增强动脉期

e　横轴位增强门脉期

f　横轴位增强平衡期

肝右叶类圆形长 T₁ 长 T₂ 信号病变，边缘清晰。增强扫描，动脉期病灶明显强化，
门静脉及延迟期病灶强化程度下降，呈略高信号。

## （三）肝局灶性结节性增生

### 【MRI 表现】

（1）可单发，多呈圆形或卵圆形，边界清晰，T₁ 呈低或等信号，T₂ 呈略高或中信号，信号不均匀，中心瘢痕 T₁ 低信号、T₂ 高信号。

（2）增强扫描：动脉期病灶明显、均匀、快速强化，常可见由中心向周围放射状分布的供血动脉；门静脉及延迟期强化程度下降，呈高或等信号，中心瘢痕缓慢强化呈高信号。

【特别提示】

肝局灶性结节性增生好发于中青年女性，血供丰富，有中央瘢痕及放射状分布供血动脉。

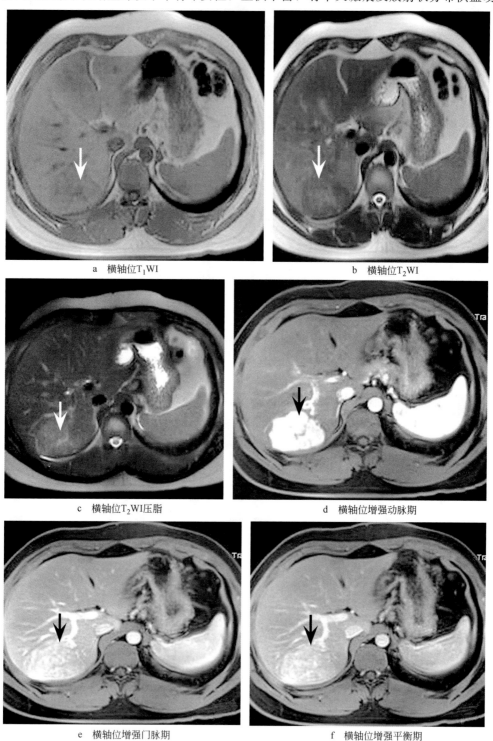

肝右叶类圆形长 $T_1$ 略等 $T_2$ 信号病变，边缘清晰；增强扫描，动脉期病灶明显、快速强化，
门静脉及延迟期病灶强化程度下降呈略高信号，中心瘢痕缓慢强化呈高信号。

## （四）肝脏血管平滑肌脂肪瘤

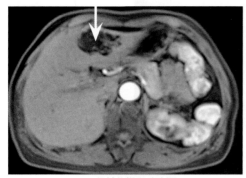

a　横轴位增强动脉期

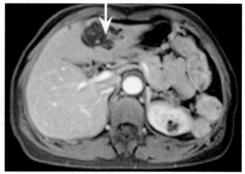

b　横轴位增强门脉期

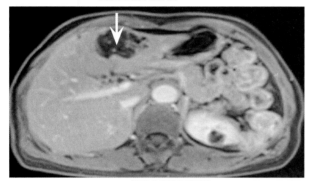

c　横轴位增强平衡期

*肝左叶见异常强化灶，其内可见脂肪信号影，边缘及其内见条状及网状血管影，边界较清晰。*

【MRI 表现】

（1）可单发，多呈圆形或软圆形，边界清晰，$T_1$ 以低信号为主，脂肪成分为局灶性高信号，$T_2$ 呈均匀或不均匀高信号，其内可见网状血管影。

（2）根据肿瘤成分不同，强化程度不同，血管成分多，强化明显。有时病灶早期可见肝静脉显影。

【特别提示】

肝脏血管平滑肌脂肪瘤好发于中青年女性；可与肾脏血管平滑肌脂肪瘤、结节性硬化并存。

## （五）胆管细胞囊腺瘤

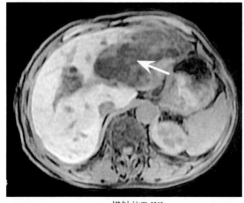

a　横轴位$T_1$WI

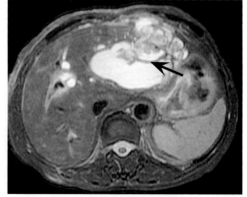

b　横轴位$T_2$WI压脂像

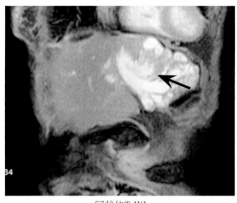

c  冠状位T_2WI

*胆管细胞囊腺瘤：病灶位于肝左叶，呈多囊性改变，其内见多发分隔，囊性部分在 $T_1$WI 上呈低信号，*

*在 $T_2$WI 上呈高信号；分隔在 $T_1$WI 及 $T_2$WI 上均呈等信号。*

**【MRI 表现】**

（1）病灶呈多房状改变，可见多发分隔，囊内偶见壁结节，$T_1$ 低信号，$T_2$ 高信号。

（2）动脉期囊壁、分隔、壁结节明显强化，门脉期强化减低。

**【特别提示】**

胆管细胞囊腺瘤好发于中年女性，囊实性病变，以多囊为主。

## （六）肝囊肿

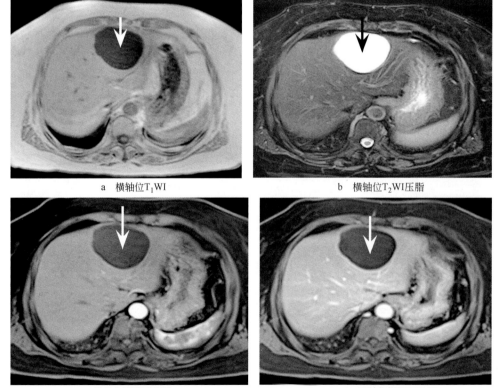

a  横轴位T_1WI

b  横轴位T_2WI压脂

c  横轴位增强动脉期

d  横轴位增强门脉期

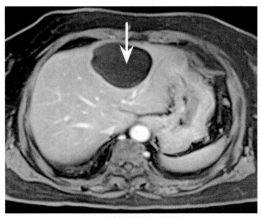

e 横轴位增强平衡期

肝左叶类圆形长 $T_1$ 长 $T_2$ 信号病变，边缘清晰。增强扫描病灶不强化。

**【MRI 表现】**

（1）可单发或多发，多呈圆形或卵圆形，边界清晰，$T_1$ 呈低信号，$T_2$ 呈高信号，信号均匀。

（2）增强扫描，病灶无明显强化。

## （七）原发性肝癌

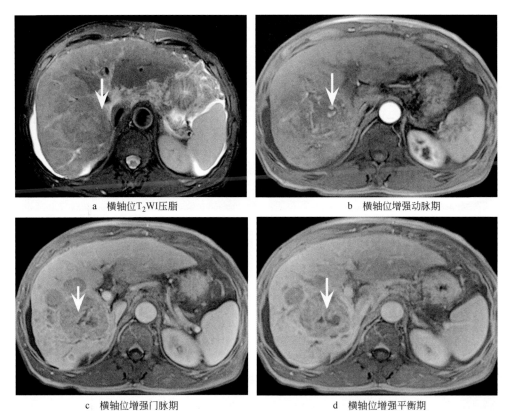

a 横轴位T₂WI压脂　　　　　　　b 横轴位增强动脉期

c 横轴位增强门脉期　　　　　　　d 横轴位增强平衡期

肝左叶团块影，呈长 $T_2$ 信号，信号不均，肝周见液体信号影；

增强扫描呈"快进快出"改变。

**【MRI 表现】**

（1）肿瘤形态多不规则，多呈长 $T_1$ 长 $T_2$ 信号，信号不均，常合并脂肪变性、出血、囊变坏死等，分巨块型、结节型、弥漫型，部分可见"假包膜"征。

（2）增强扫描呈"快进快出"改变，90%由肝动脉供血，动脉期强化明显，而静脉期消退。

（3）可合并门静脉或下腔静脉癌栓形成，主干或分支呈不规则充盈缺损改变。

（4）部分可并发肝内转移或其他脏器转移。

**【影像鉴别】**

（1）肝血管瘤：可见"灯泡征"，增强扫描由周边向中心填充。

（2）肝转移瘤：可见"牛眼征"，类环形强化。

（3）肝硬化再生结节：一般无肝动脉供血，动脉期无明显强化。

**【特别提示】**

原发性肝癌是肝脏最常见的原发恶性病变，常发生在病毒性肝炎所导致的肝硬化基础之上，肿瘤主要由肝动脉供血，出现"快进快出"的强化方式。

## （八）肝脏转移瘤

**【MRI 表现】**

（1）可单发或多发类圆形病灶，大小不等，呈长 $T_1$ 长 $T_2$ 信号，周围可伴水肿区。

（2）常见"牛眼征"，中心区常液化坏死，呈更长 $T_1$ 更长 $T_2$ 信号。

（3）增强扫描强化方式多种多样，大多呈类"环形"强化。

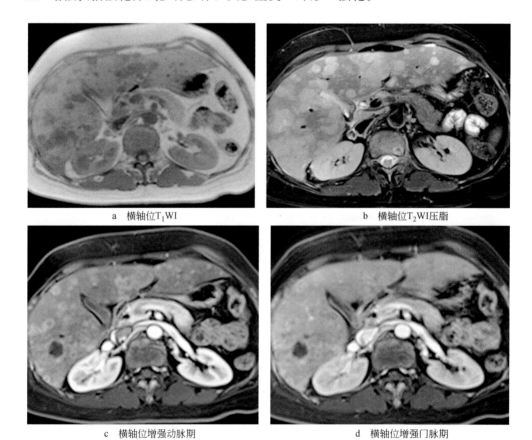

a 横轴位$T_1$WI

b 横轴位$T_2$WI压脂

c 横轴位增强动脉期

d 横轴位增强门脉期

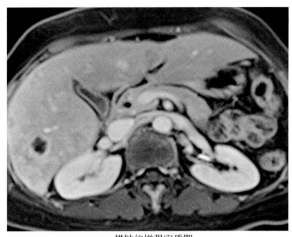

e 横轴位增强实质期

肝内多发大小不等类圆形长 $T_1$ 长 $T_2$ 信号病灶，信号不均，可见"牛眼征"，增强扫描大部分呈环形强化。

## 【特别提示】

肺、乳腺、胃肠道、胰腺、肾、卵巢或其他部位的恶性肿瘤均可转移到肝脏，肝转移瘤可单发也可多发，多发常见，中心部位常出现液化坏死，"牛眼征"为其重要表现。

## （九）胆管细胞癌

### 【MRI 表现】

（1）可单发或多发，边界不清晰，$T_1$ 以低信号为主，$T_2$ 呈稍高信号，信号不均匀，周围可有胆管扩张，邻近肝包膜凹陷。

（2）动脉期及门脉期轻度强化，延迟期较前明显强化，呈延迟强化改变。

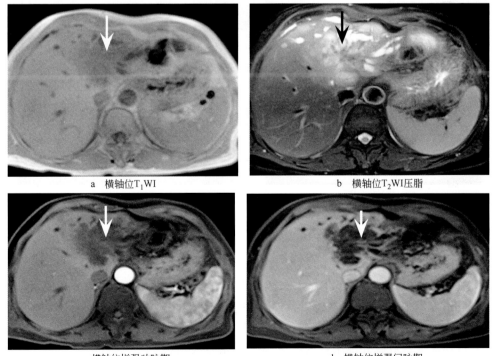

a 横轴位$T_1$WI

b 横轴位$T_2$WI压脂

c 横轴位增强动脉期

d 横轴位增强门脉期

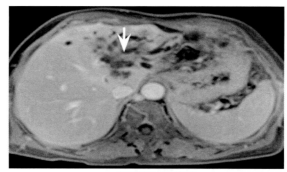

e 横轴位增强实质期

肝左叶胆管明显扩张，管壁增厚，动脉期呈轻度强化，随时间延迟，病变强化明显。

**【特别提示】**

胆管细胞癌好发于老年女性，病灶周围可见扩张小胆管，呈延迟强化。

### （十）肝母细胞瘤

**【MRI 表现】**

（1）多单发，边界清晰，$T_1$ 以低信号为主，$T_2$ 呈高信号，可见低信号的包膜。

（2）病灶强化不均匀，可见条状强化分隔，动脉期包膜明显强化。

**【特别提示】**

肝母细胞瘤好发于男童，AFP 升高。

## 二、肝脏弥漫性疾病

### （一）肝硬化

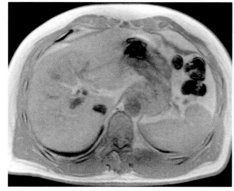　　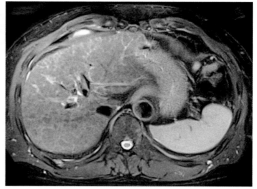

a 横轴位$T_1$WI　　　　　　　　　　b 横轴位$T_2$WI压脂

肝脏轮廓欠规整，肝叶比例失调，肝裂增宽。

**【MRI 表现】**

（1）肝脏体积缩小，肝轮廓不规整，表面呈波浪状、锯齿状、驼峰状。

（2）肝叶比例失调，常引起肝右叶萎缩，左叶和尾叶体积增大，肝裂增宽，胆囊窝增宽。

（3）肝信号不均，可出现网格状纤维化改变或多发再生结节信号影，再生结节在 $T_1$ 加权像上为稍高或等信号，在 $T_2$ 加权像上为稍低或等信号。

（4）可伴脾大、肝脾外围条带状长 $T_1$ 长 $T_2$ 信号腹水影。

**【特别提示】**

肝硬化为肝组织正常结构转变成异常结节和纤维化的一种弥漫性病变，常由乙型肝炎引起，并可进一步演变为肝癌，再生结节需与肝癌鉴别，两者强化方式不同。

## （二）脂肪肝

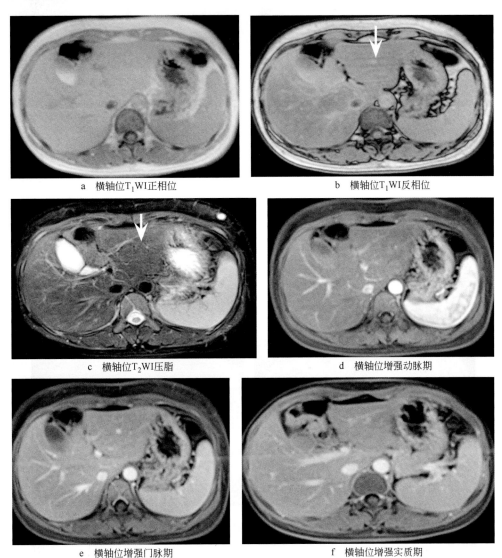

a 横轴位T$_1$WI正相位

b 横轴位T$_1$WI反相位

c 横轴位T$_2$WI压脂

d 横轴位增强动脉期

e 横轴位增强门脉期

f 横轴位增强实质期

肝内信号不均匀，T$_1$WI反相位见斑片状低信号，T$_2$WI压脂呈低信号；
增强扫描与周围正常肝实质强化一致。

**【MRI 表现】**

（1）轻度脂肪肝信号正常，重度脂肪肝 T$_1$ 以高信号为主、T$_2$ 呈稍高信号，脂肪抑制序列低信号。

（2）强化与正常肝实质一致，强化的肝内血管在肝实质内显示更加清晰。

**【特别提示】**

脂肪肝好发于肥胖者，多无症状。

## （三）肝血色素沉着症

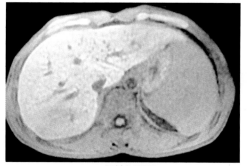 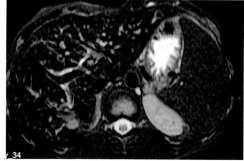

| a 横轴位T$_1$WI | b 横轴位T$_2$WI压脂 |

肝实质 T$_1$WI 呈均匀性等或稍低信号，T$_2$WI 压脂呈明显低信号（黑肝）。

【MRI 表现】

（1）肝脏 T$_1$、T$_2$ 信号明显减低，呈"黑肝"；磁共振波谱（MRS）可定量测定肝组织内铁的含量，原发者无脾脏、胰腺、骨髓信号减低，继发者则有。

（2）增强扫描未见异常强化。

【特别提示】

肝血色素沉着症好发于中年男性。常有慢性贫血、反复溶血及输血史。肝硬化、糖尿病和皮肤青铜色色素沉着是本病三大特征。

## （四）Budd-Chiari 综合征

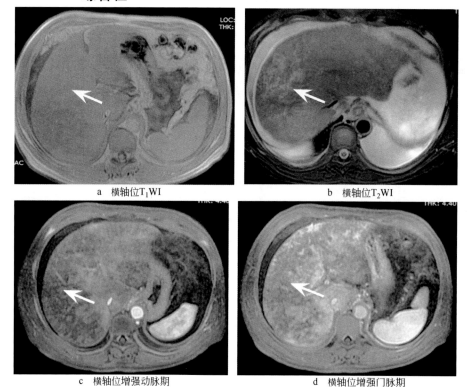

a 横轴位T$_1$WI          b 横轴位T$_2$WI

c 横轴位增强动脉期          d 横轴位增强门脉期

Budd-Chiari 综合征：肝脏体积增大，实质 T$_1$WI 信号减低，T$_2$WI 信号增高，
增强检查显示肝内门脉侧支循环呈蛛网样改变。

【MRI 表现】

MRI 可显示肝实质的低强度信号，提示肝脏淤血，组织内自由水增加，MRI 可清晰显示肝静脉和下腔静脉的开放状态，甚至可将血管内的新鲜血栓与机化血栓或瘤栓区分开来；MRI 还可显示肝内侧支循环呈现的蛛网样变化，同时对肝外侧支循环也可显示。

【特别提示】

Budd-Chiari 综合征是由各种原因所致肝静脉和其开口以上段下腔静脉阻塞性病变引起的常伴有下腔静脉高压为特点的一种肝后门脉高压症。本病以青年男性多见。

## （五）肝脓肿

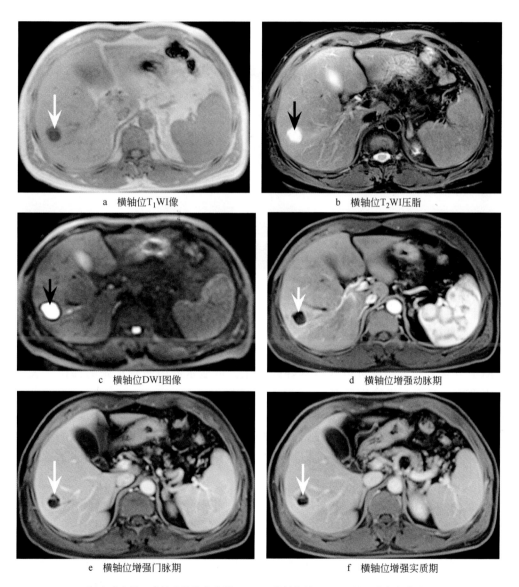

a 横轴位T₁WI像

b 横轴位T₂WI压脂

c 横轴位DWI图像

d 横轴位增强动脉期

e 横轴位增强门脉期

f 横轴位增强实质期

肝右后叶见一类圆形异常信号影，T₁WI 呈低信号，T₂WI 呈不均匀高信号，

其内可见线样低信号分隔影；DWI 呈明显高信号；

增强扫描可见环形强化壁影，周围见晕状强化影。

**【MRI 表现】**

(1) 病灶在 $T_1$ 呈低信号、$T_2$ 呈不均匀性高信号，脓腔呈较高信号，间隔及脓肿壁呈相对低信号；可见蜂窝征及环征；周围可见稍长 $T_1$ 稍长 $T_2$ 水肿带；病灶 DWI 呈明显高信号，ADC 图呈低信号。

(2) 增强扫描可见环征或靶征（单环、双环、三环）。

**【影像鉴别】**

肝细胞癌增强扫描呈"快进快出"；肝脏血管瘤增强扫描呈"快进慢出"。

# 第二节  胆囊常见疾病

## 一、胆系先天性疾病

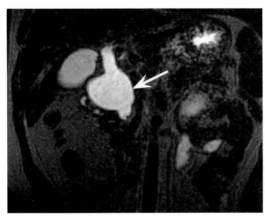 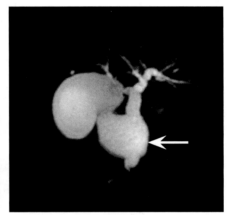

a  冠状位 $T_2$WI压脂序列      b  MRCP

胆总管囊肿（Ⅰ型）：在 $T_2$WI 及 MRCP 图像上，均显示为胆总管中段呈囊状扩张；
MRCP 可清晰、直观、立体显示胆系的全貌。

**【MRI 表现】**

MRCP 不需要造影剂就可以获得良好的对比。可显示肝内胆管扩张的部位、大小以及有无结石存在，且有三维结构形态。

**【特别提示】**

胆系先天性疾病分为Ⅰ型（胆总管囊肿）、Ⅱ型（胆总管憩室）、Ⅲ型（十二指肠壁内段胆总管囊状膨出）、Ⅳ型（多发肝内、外囊肿）、Ⅴ型（肝内多发囊肿）。以儿童多见。

## 二、胆囊结石

**【MRI 表现】**

(1) 形态多种多样，可呈圆形、结节状、软圆形、多面体型、泥沙状等，呈长 $T_1$ 短 $T_2$ 信号影，在 $T_2$ 加权上表现为高信号、胆囊内低信号或无信号病灶。

(2) 合并胆囊炎时出现胆囊壁的增厚，周围伴长 $T_1$ 长 $T_2$ 信号（水肿或渗出性病变）。

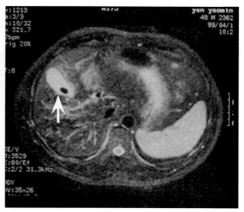

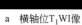

a 横轴位T₁WI像          b 横轴位T₂WI压脂

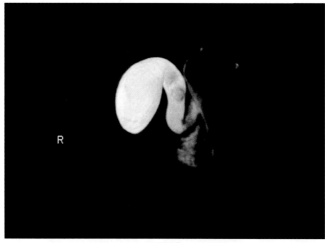

c MRCP

胆囊内结节状充盈缺损。

# 三、胆囊炎

## 【MRI 表现】

胆囊体积一般不大，壁增厚并较规则，周围可见液体渗出，有时可合并胆囊结石；增强扫描胆囊壁呈明显较均匀强化，黏膜线完整。

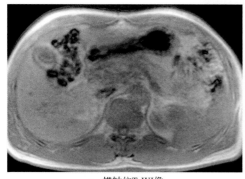

a 横轴位T₁WI像

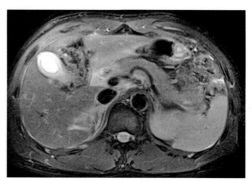

b 横轴位T₂WI压脂像

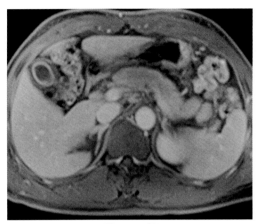

c 横轴位T$_2$WI增强图

胆囊不大，壁增厚，周围可见液体渗出；增强扫描胆囊壁呈明显较均匀强化，黏膜线完整。

# 四、胆囊癌

## 【MRI 表现】

（1）胆囊壁不规则增厚或肿块影，呈等或长 T$_1$、等或长 T$_2$ 信号，信号不均，边界不清，增强扫描病灶呈明显不均匀强化，黏膜线中断。

（2）常侵犯邻近肝脏结构，分界不清，或出现肝内转移。

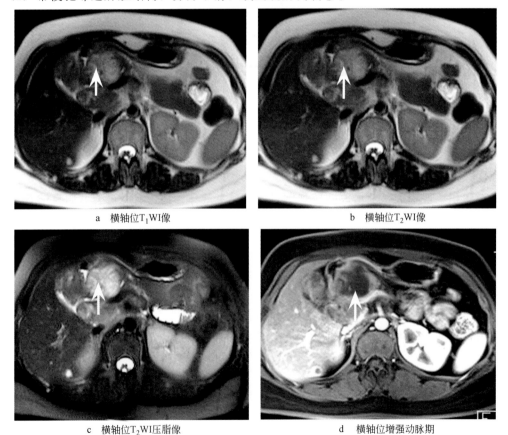

a 横轴位T$_1$WI像　　　　　　　　　　b 横轴位T$_2$WI像

c 横轴位T$_2$WI压脂像　　　　　　　　d 横轴位增强动脉期

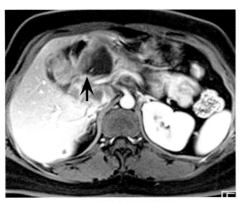 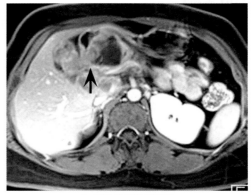

| e 横轴位增强门脉期 | f 横轴位增强平衡期 |

胆囊窝类圆形肿块，呈长 $T_1$ 稍长 $T_2$ 信号，信号不均，边界不清；增强扫描三期病灶均较明显强化。

（3）部分可合并胆结石。

（4）常出现肝门、胰头、腹膜后淋巴结转移。

【特别提示】

胆囊癌中老年女性居多，预后较差，发现时多已伴有肝转移或淋巴转移，可出现胆囊壁的不规则增厚、结节，甚至胆囊窝处较大肿块。

## 五、胆囊息肉

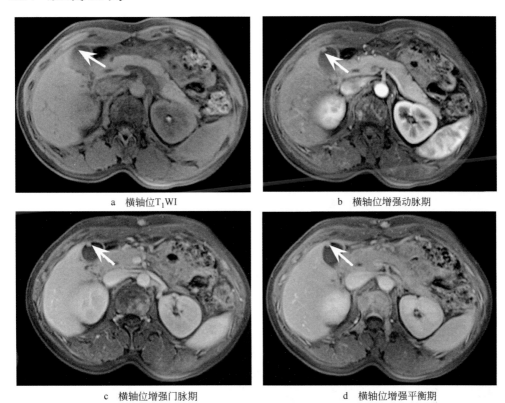

| a 横轴位$T_1$WI | b 横轴位增强动脉期 |
| c 横轴位增强门脉期 | d 横轴位增强平衡期 |

胆囊息肉：胆囊底部见小结节状等 $T_1$ 信号，邻近胆囊壁无明显增厚，增强检查结节呈明显均匀、持续强化，边界清晰。

【MRI 表现】

（1）胆囊见小结节状等或长 $T_1$、等或长 $T_2$ 信号，病灶可单发、多发，邻近胆囊壁未见明显增厚，黏膜线连续。

（2）增强扫描病灶明显均匀强化。

【特别提示】

胆囊息肉常发生在胆囊体部，当结节直径超过 1cm，要高度警惕恶性肿瘤。

## 六、胆囊腺肌病

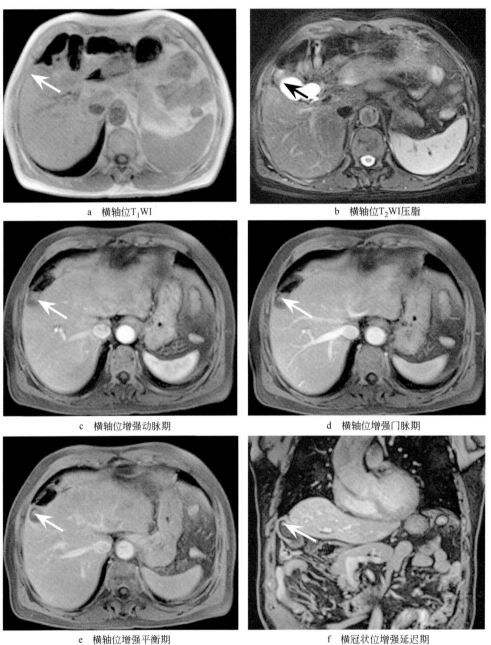

a 横轴位 $T_1$WI  b 横轴位 $T_2$WI压脂

c 横轴位增强动脉期  d 横轴位增强门脉期

e 横轴位增强平衡期  f 横冠状位增强延迟期

局限性胆囊腺肌症：在 $T_1$WI 上胆囊底部见小结节状等或稍低信号，邻近胆囊壁增厚；在 $T_2$WI 压脂上病灶呈稍高信号；增强检查病灶等强化，强化程度与邻近正常胆囊壁相似。

【MRI 表现】

（1）MRI 上为增厚胆囊壁及壁内点状或小囊状 $T_2$ 高信号，MRCP 表现为沿着胆囊壁走行的多点状高信号（珍珠项链征）。

（2）增强扫描为低信号无强化灶。

【特别提示】

胆囊腺肌病女性多见，出现罗-阿窦为特征性改变。

# 第三节　胆管常见病

## 一、胆管癌

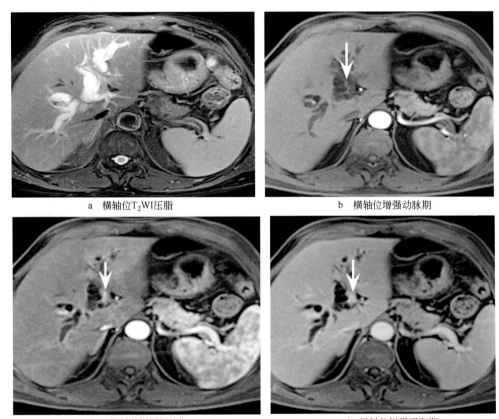

| a 横轴位$T_2$WI压脂 | b 横轴位增强动脉期 |
| c 横轴位增强门脉期 | d 横轴位增强平衡期 |

肝门区见类圆形肿块，呈稍长 $T_2$ 信号，边界不清，肝内胆管扩张；增强扫描病灶呈延迟强化。

【MRI 表现】

（1）病灶呈等或长 $T_1$、等或长 $T_2$ 信号，边界不清。

（2）常出现肝内外胆管扩张。

（3）增强扫描病灶呈轻-中度强化，典型强化方式为延迟强化。

（4）可出现肝门、胰头、腹膜后淋巴结转移。

【特别提示】

胆管癌分为上段胆管癌（肝门部胆管癌）、中段胆管癌、下段胆管癌，好发于老年男性，80% 为腺癌，病人常合并黄疸。

## 二、胆管结石

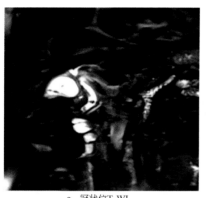

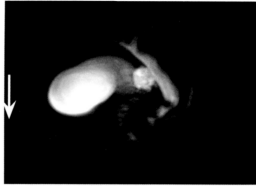

| a 冠状位T₂WI | b MRCP |

胆总管内见斑片状 T₂WI 低信号影，MRCP 胆管内见斑片状充盈缺损影。

【MRI 表现】

(1) MRCP 示胆管内见结节状长 $T_1$ 短 $T_2$ 异常信号，其上胆系扩张。

(2) 病灶无明显强化。

# 第四节　胰腺常见疾病

## 一、急性胰腺炎

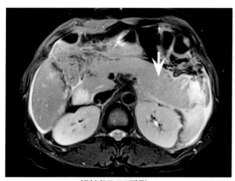

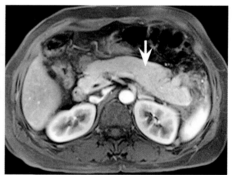

a　横轴位T₂WI压脂　　　　　　　　b　横轴位增强动脉期

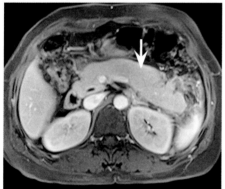

c　横轴位增强静脉期

胰腺体积增大，边缘不清，胰周脂肪间隙结构不清晰；增强扫描胰腺呈均匀轻度强化。

【MRI 表现】

急性胰腺炎出现胰腺体积弥漫性增大饱满，呈长 $T_1$ 长 $T_2$ 信号，单纯水肿型信号尚均匀，出血坏死型信号不均匀；胰腺周围脂肪间隙模糊，可见渗出液，呈长 $T_1$ 长 $T_2$ 信号，边界不清，常见肾筋膜增厚；可合并假囊肿形成，呈类圆形长 $T_1$ 长 $T_2$ 信号影。

【特别提示】

急性胰腺炎主要与酗酒和胆结石有关，渗出液伴有蛋白溶解酶，侵袭性较强，常出现肾筋膜的增厚及邻近脂肪间隙的浸润。

## 二、慢性胰腺炎

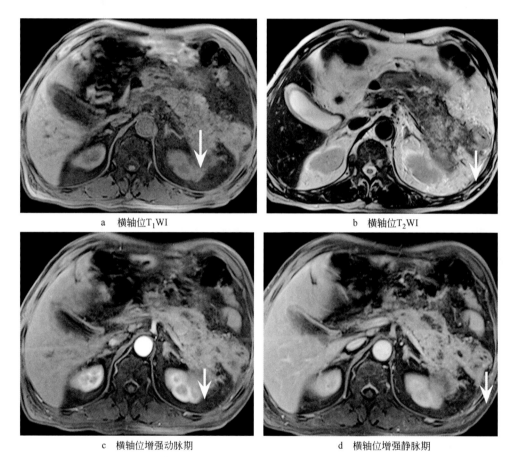

a  横轴位$T_1$WI

b  横轴位$T_2$WI

c  横轴位增强动脉期

d  横轴位增强静脉期

胰腺体尾部稍肿胀，胰管不规则扩张增粗，胰腺内见假性囊肿。

【MRI 表现】

慢性胰腺炎出现胰腺局限或弥漫性增大，也可萎缩纤维化，呈长 $T_1$ 长 $T_2$ 信号，主胰管及分支导管可呈串珠样扩张。

【影像鉴别】

胰腺癌好发于胰头区，局部软组织肿块，常出现"双管征"。

## 三、自身免疫性胰腺炎

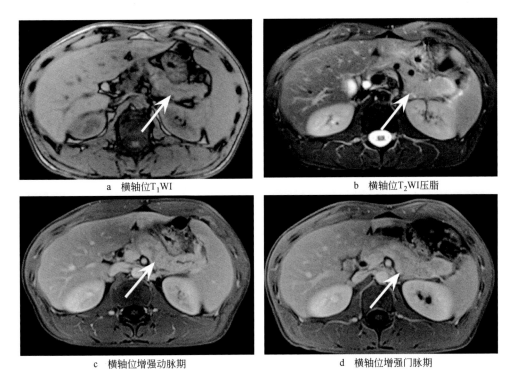

a 横轴位T₁WI

b 横轴位T₂WI压脂

c 横轴位增强动脉期

d 横轴位增强门脉期

自身免疫性胰腺炎：胰腺体积弥漫性增大，呈腊肠样改变，呈等 $T_1$ 长 $T_2$ 信号，
信号较均匀，增强检查胰腺明显均匀强化。

【MRI 表现】

（1）胰腺外形呈腊肠样改变。

（2）胰腺实质 $T_1$ 呈等信号、$T_2$ 呈高信号。

（3）MRCP 显示胰管不规则狭窄伴胆总管下段狭窄（狭窄超过胰管总长度的 1/3），胰管为弥漫性狭窄。

（4）胰腺强化均匀。

【特别提示】

本病见于老年患者，以男性居多，症状轻微，伴或不伴轻微腹痛；自身抗体阳性，尤其是 CAII 抗体阳性；MRCP 显示胰管不规则狭窄伴胆总管下段狭窄（狭窄超过胰管总长度的 1/3），胰管为弥漫性狭窄。

## 四、胰腺癌

【MRI 表现】

（1）胰腺局部出现软组织肿块，以胰头部多见，呈长 $T_1$ 长 $T_2$ 信号，可出现坏死、出血等致信号不均匀。

（2）常出现"双管征"，即胆总管和主胰管的扩张。

（3）边界不清，常包绕邻近血管，出现血管的侵犯。

（4）可出现腹膜后淋巴结转移。

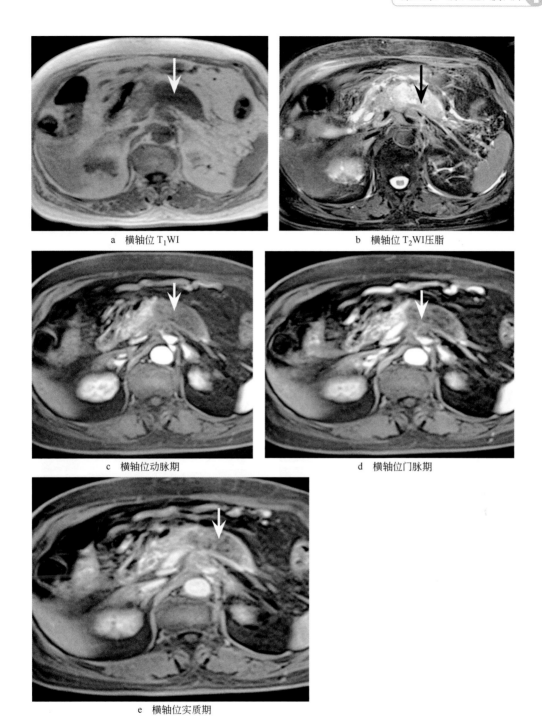

a 横轴位 $T_1WI$

b 横轴位 $T_2WI$压脂

c 横轴位动脉期

d 横轴位门脉期

e 横轴位实质期

*胰腺体尾部饱满，见长 $T_1$ 长 $T_2$ 信号影，信号不均，增强扫描病变呈延迟强化，侵犯邻近血管。*

（5）增强扫描无明显强化，因为其是乏血供肿瘤。

【特别提示】

60％～70％的胰腺癌发生于胰头部，15％在胰腺体部，5％在胰腺尾部，临床上常出现无痛性黄疸症状。影像上出现"双管征"有助于诊断。

## 五、胰腺囊腺瘤

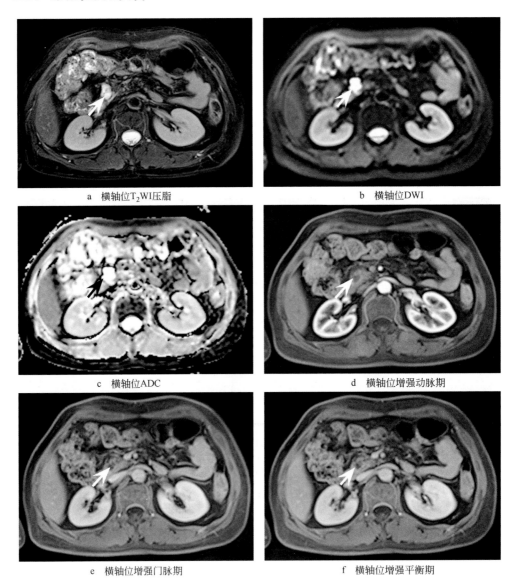

a　横轴位T₂WI压脂　　　　　　　　　　b　横轴位DWI

c　横轴位ADC　　　　　　　　　　d　横轴位增强动脉期

e　横轴位增强门脉期　　　　　　　　　f　横轴位增强平衡期

胰腺囊腺瘤：病灶位于胰腺头部，呈长 T₁、长 T₂ 信号，DWI 及 ADC 均呈高信号，边界清晰，

其内可见细小分隔；增强检查囊性部分无强化，分隔及囊壁轻度强化。

**【MRI 表现】**

（1）肿瘤一般较大，多数直径大于 5cm，黏液性腺瘤好发于胰腺体尾部，浆液性腺瘤好发于胰头部，呈长 T₁ 长 T₂ 信号，可出现坏死、出血等致信号不均匀；

（2）肿瘤多数有分房，黏液性者分房体积较大，数目较少；而浆液性者分房体积较小，数目较多；黏液性者 T₁WI 呈稍低、等或稍高信号，DWI 呈稍高信号；浆液性者 T₁WI 呈稍低信号，DWI 呈低或等信号。

（3）肿瘤囊壁可以发生钙化。

（4）增强扫描：黏液性者囊壁、分隔及壁结节可呈中度强化，浆液性者囊壁及分隔无强化或不规则强化。

## 六、胰腺囊腺癌

【MRI 表现】

与胰腺囊腺瘤相似，出现以下影像表现即为囊腺癌。

（1）肿块边界不清，特别是侵犯周围组织。

（2）囊性病变内出现实性肿块。

（3）肿瘤囊壁厚薄不均。

（4）出现转移。

## 七、胰腺导管内乳头状黏液性肿瘤

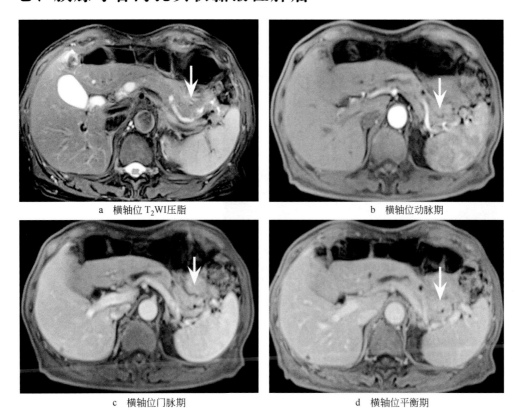

a　横轴位 $T_2WI$ 压脂

b　横轴位动脉期

c　横轴位门脉期

d　横轴位平衡期

主胰管弥漫性明显扩张。

【MRI 表现】

（1）主胰管扩张。

（2）胰腺内可见分叶状或葡萄串样长 $T_1$ 长 $T_2$ 信号，与主胰管相通。

【特别提示】

肿瘤内出现大于 1cm 的实性结节，弥漫性或多中心起源，壁内出现钙化，应高度警惕为恶性胰腺导管内乳头状瘤。

## 八、胰腺实性假乳头状瘤

【MRI 表现】

（1）$T_1WI$ 呈等或稍低信号，实性部分内出血呈高信号；$T_2WI$ 呈稍高信号，出血呈高

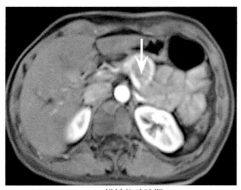

a　横轴位动脉期

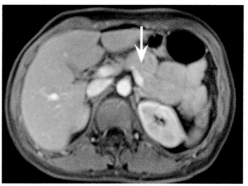

b　横轴位门脉期

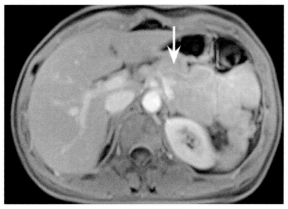

c　横轴位实质期

胰腺体部见类圆形异常强化灶，可见包膜，边界清楚，强化不均，其内强化较周围正常胰腺低。

信号或高低混杂信号。

（2）周围可见连续或不连续环形低信号包膜。

（3）肿瘤囊壁厚薄不均。

（4）可见钙化，但显示不如 CT。

# 九、胰岛细胞瘤

### 【MRI 表现】

（1）好发于胰腺体尾部。

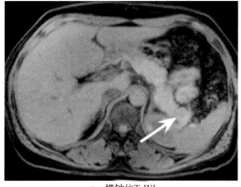

a　横轴位T$_1$WI

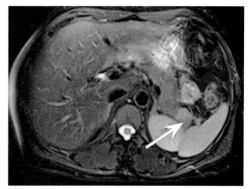

b　横轴位T$_2$WI压脂

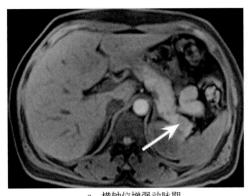
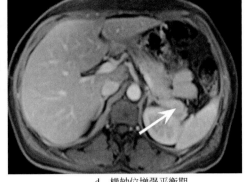

c　横轴位增强动脉期　　　　　　　　d　横轴位增强平衡期

非功能性胰岛细胞瘤：肿瘤位于胰腺尾部，呈稍长或等 $T_1$、稍长 $T_2$ 信号，边界清晰；

增强动脉期呈轻度较均匀强化；平衡期呈中度强化；肿瘤总体呈延迟强化的特点。

（2）功能性胰岛细胞瘤边界清楚，增强扫描动脉期明显均匀强化，门脉期可持续强化。

（3）非功能性胰岛细胞瘤呈膨胀性或外生性生长，推压周围结构，常伴坏死囊变，表现为不均匀强化。

# 第五节　脾脏常见疾病

## 一、淋巴瘤

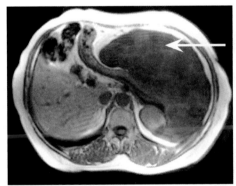
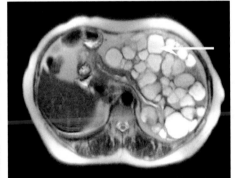

a　横轴位 $T_1$WI　　　　　　　　b　横轴位 $T_2$WI

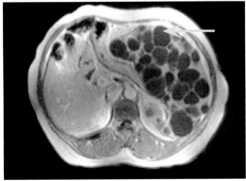

c　横轴位增强MRI

脾脏增大，多发结节状长 $T_1$ 长 $T_2$ 信号影，无强化。

【MRI 表现】

(1) 脾脏体积增大，可见单发或多发结节状或类圆形肿块，呈等或长 $T_1$ 长 $T_2$ 信号。

(2) 增强扫描淋巴瘤无明显强化，与正常脾脏形成对比。

(3) 可出现脾门或腹主动脉旁淋巴结肿大。

## 二、脾脓肿

【MRI 表现】

(1) 病灶在 $T_1$ 上呈低信号，在 $T_2$ 上呈不均匀高信号，脓腔呈较高信号，间隔及脓肿壁呈相对低信号；可见蜂窝征及环征，有时可见液-气平面；周围可见稍长 $T_1$ 稍长 $T_2$ 水肿带；病灶 DWI 呈明显高信号，ADC 图呈低信号。

(2) 增强扫描可见环征或靶征（单环、双环、三环）。

## 三、脾囊肿

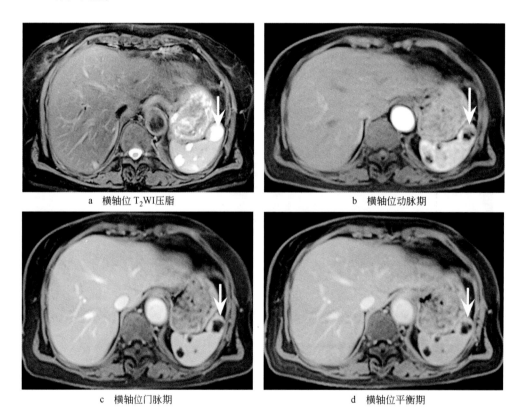

a  横轴位 $T_2$WI压脂

b  横轴位动脉期

c  横轴位门脉期

d  横轴位平衡期

脾脏内见多发类圆形长 $T_1$ 长 $T_2$ 信号病变，边缘清晰。增强扫描病灶不强化。

【MRI 表现】

(1) 可单发或多发，多呈圆形或软圆形，边界清晰，$T_1$ 呈低信号，$T_2$ 呈高信号，信号均匀。

(2) 增强扫描，病灶无明显强化。

# 四、脾脏血管瘤

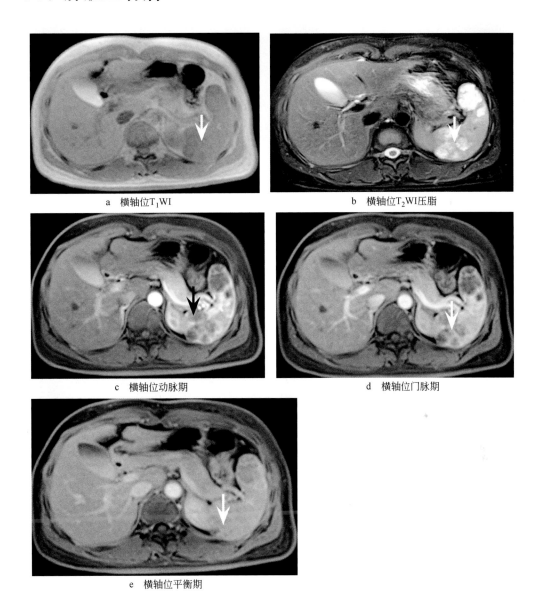

a　横轴位T₁WI

b　横轴位T₂WI压脂

c　横轴位动脉期

d　横轴位门脉期

e　横轴位平衡期

脾脏内见多发类圆形长 T₁ 长 T₂ 信号病变，边缘清晰。增强扫描，动脉期病灶边缘
结节状强化，门静脉及延迟期逐渐向中心填充，呈高信号。

**【MRI 表现】**

（1）可单发或多发，多呈圆形或卵圆形，边界清晰，呈长 T₁ 长 T₂ 信号，且在 T₂ 加权上随 TE 时间的延长信号递增。

（2）在重 T₂ 加权上信号较亮，称"灯泡征"。

（3）增强扫描，动脉期病灶边缘结节状强化，门静脉及延迟期逐渐向中心填充，呈高或等信号，呈"快进慢出"。

## 五、脾梗死

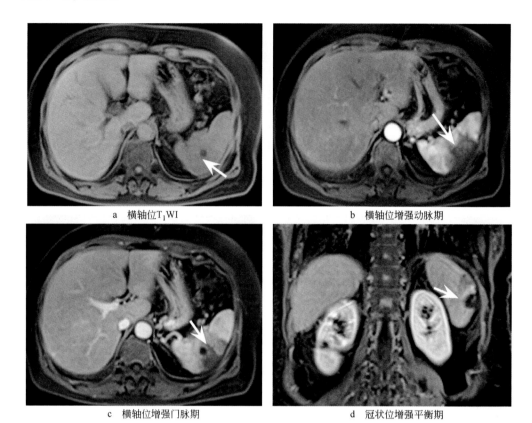

a 横轴位T₁WI        b 横轴位增强动脉期

c 横轴位增强门脉期        d 冠状位增强平衡期

脾梗死:在 $T_1WI$ 上可见脾脏中下部三角形低信号区,信号不均匀,尖端指向脾门;增强检查病灶
呈低强化,与周围明显强化的正常脾组织形成清晰边界,尖端指向脾门。

### 【MRI 表现】

(1) 呈长 $T_1$、长 $T_2$ 信号。

(2) 增强扫描单发或多发三角形尖端指向脾门的低强化灶。

(3) 增强扫描对病变检出比较敏感。

(张虎　邹雪雪　孟红秀)

# 第五章 泌尿生殖系统

## 第一节 肾脏常见疾病

### 一、肾囊肿

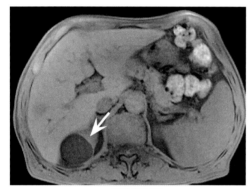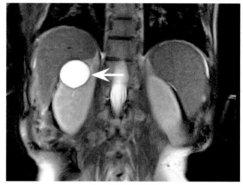

a 横轴位$T_1WI$                                        b 冠状位$T_2WI$

MRI 示右肾上极见圆形 $T_1WI$ 低信号、$T_2WI$ 高信号，形态规则，边界清晰。

**【MRI 表现】**

（1）肾内可见一个或多个圆形病灶，形态规则，边界清楚，无壁。

（2）在 $T_1WI$ 上呈均匀低信号，在 $T_2WI$ 上呈均匀高信号。

（3）增强扫描病灶无任何强化。

（4）肾脏形态基本正常；囊肿较大时因囊肿突出于肾轮廓外可造成肾脏局限性隆起。

**【鉴别和诊断】**

多发性单纯性肾囊肿需与多囊肾相鉴别，多囊肾是一种常染色体显性遗传性病变，有家族史。成人型多见，肾脏体积增大变形，囊肿多且密集，常合并多囊肝，病变同时累及双侧肾脏为主要的鉴别要点。

**【特别提示】**

肾囊肿多在肾实质中，以皮质尤为多见。肾小管阻塞伴有局部组织缺血而发展成囊肿，单侧发病。囊肿感染后壁可增厚，内含黏稠的液体。多数没有任何症状，个别病例则可因压迫其附近脏器而引起症状。

### 二、肾积水

**【MRI 表现】**

主要为尿路阻塞性改变，在梗阻平面以上伴输尿管扩张，肾盂肾盏不同程度扩张。肾盂

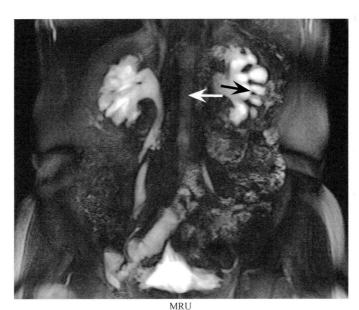

MRU

MRU 双侧输尿管扩张，双侧肾盂、肾盏扩大

积水可单侧或双侧，肾影增大，实质变薄，$T_1WI$ 为低信号，$T_2WI$ 为高信号。

【特别提示】

肾积水是由于尿路阻塞而引起的肾盂肾盏扩大伴有肾组织萎缩。尿路阻塞的常见原因：①腔内阻塞：先天性畸形、异物、肿瘤、炎症；②腔外压迫：肿瘤、良性前列腺肥大、炎症、正常妊娠子宫；③其他：如输尿管、膀胱及尿道的功能紊乱性阻塞。

# 三、肾细胞癌

【MRI 表现】

（1）肾脏体积增大变形，局部可见软组织肿块，较小肿瘤内部信号可均匀，肿瘤较大时常因内部出血、坏死液化、囊变等而使信号不均匀。

（2）在 $T_1WI$ 上肿瘤呈等或偏低信号，皮髓质分界消失；在 $T_2WI$ 上肿瘤呈不均匀高信号。

（3）假包膜征象（低信号环）：以 $T_2WI$ 显示最清楚，为肾癌的特征表现。

（4）增强扫描：肿瘤强化不如正常肾实质，增强高峰期不规则边缘增强，伴有轻度不均匀中心增强；不均匀斑片状增强；轻微均匀增强。少数情况下亦可不强化，仍为低信号。

（5）周围侵犯及转移征象：肾周侵犯；肾静脉或下腔静脉癌栓；肾门腹主动脉及下腔静脉周围淋巴结转移。

【鉴别诊断】

（1）肾囊肿：典型的肾囊肿在影像上易与肾癌鉴别，当囊肿内有出血或感染时，易被误诊为肿瘤。对于囊壁不规则增厚、中心密度较高的良性肾囊肿，往往需要综合分析、判断，必要时可在 B 超引导下行穿刺活检。

（2）肾错构瘤：错构瘤内有脂肪成分存在，肾癌内没有脂肪组织。

（3）肾脏淋巴瘤：肾脏淋巴瘤少见但不罕见。呈多发结节状或弥漫性浸润肾脏，使肾脏外形增大。腹膜后淋巴结多受累。

（4）肾脏黄色肉芽肿：是一种少见的慢性肾实质感染性病变。形态学上分两种：一种为

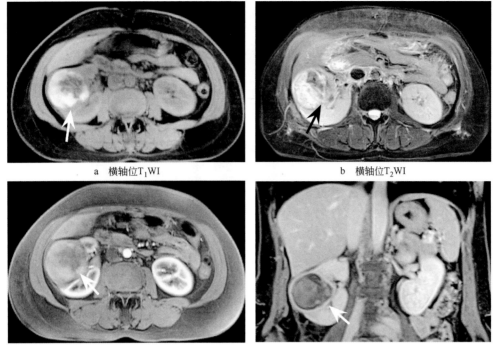

| a　横轴位T$_1$WI | b　横轴位T$_2$WI |
| --- | --- |
| c　横轴位增强动脉期 | d　冠状位增强延迟期 |

右肾实质内可见软组织肿块，信号不均匀，其内见液化囊变信号，明显不均匀强化，呈快进快出型。

弥漫型，肾脏体积增大，形态失常，内部结构紊乱；另一种为局灶性，肾脏局限性实质性结节状影。一般都具有感染的症状，肾区可触及痛性包块，尿中有大量白细胞或脓细胞。结合相关检查，鉴别诊断并不难。

【特别提示】

肾癌起源于肾小管上皮，为泌尿系统最常见的恶性肿瘤，好发于 40～70 岁，男性多于女性，常为单侧。临床表现为典型的三联症状（间歇性血尿、腰部疼痛、腹部包块）。

# 四、肾脏先天性疾病

## （一）马蹄肾

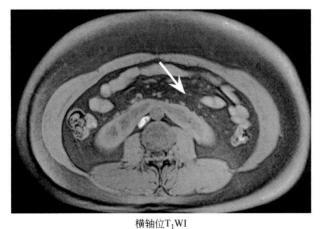

横轴位T$_1$WI

图示双肾下极相连

【MRI 表现】

马蹄肾表现为两肾下极（多见）或上极（少见）的实质于脊柱前方融合，其信号及强化均与正常肾一致，可同时显示合并的肾积水等。

【特别提示】

双侧肾脏的上极或下极连接融合，且多为下极相连，是马蹄肾的特征表现，诊断不难。

## （二）异位肾

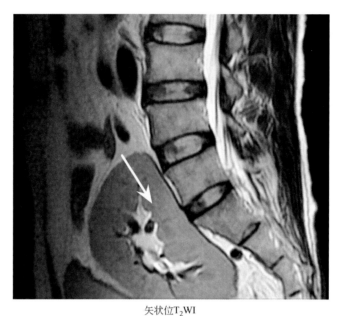

矢状位T$_2$WI

图示下腹盆腔内见肾脏结构。

【MRI 表现】

肾窝内无肾脏组织显示，被腹膜后脂肪、肠管等结构占据，肾上腺位置一般正常。而在盆腔、下腹部、膈下或胸腔内可见软组织肿块，其形态、信号及强化方式类似正常肾脏。以盆腔肾最为常见；胸腔肾比较罕见。

【鉴别诊断】

下腹部等低位异位肾需要和肾下垂及游走肾鉴别。

（1）肾下垂是由于肾脏支持结构松弛所造成的，其影像学特征是超声或 IVP 造影时卧、立位变换体位检查，肾盂在上下位置浮动超过一个半椎体的高度，而其他位置正常。

（2）游走肾位于腹腔内，超声和 IVP 造影检查时当变换体位时游走的肾脏在每个方向上均有明显的活动度。

# 第二节　膀胱、前列腺常见疾病

## 一、膀胱癌

【MRI 表现】

（1）膀胱壁弥漫性不规则增厚，或见结节状肿物向腔内突出，肿物表面不光滑，呈软组

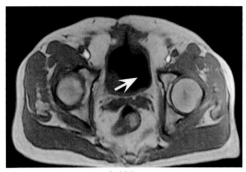 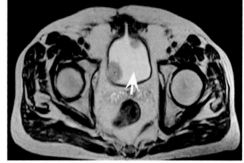

a 横轴位T$_1$WI        b 横轴位T$_2$WI

膀胱壁见结节状向腔内突出呈等 T$_1$ 等 T$_2$ 信号，信号不均。

织样信号。

（2）在 T$_1$WI 上肿瘤信号强度与正常膀胱壁相等或略高；在 T$_2$WI 上肿瘤信号强度明显高于肌肉，接近于脂肪信号。

（3）肿物较大时可穿过膀胱壁向外侵犯，MRI 对显示膀胱癌向周围侵犯征象较清楚。

【鉴别诊断】

前列腺肥大或前列腺癌位于膀胱底部，肿块突入膀胱，一般直径不超过 5cm，宽基底部，可显示膀胱出口及尿道受压的情况。

【特别提示】

膀胱癌起源于膀胱移行上皮细胞，发病年龄多在 40 岁以上，男性明显多于女性。临床表现主要为无痛性血尿，有时还有膀胱刺激症状。

## 二、前列腺增生

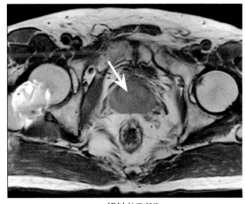  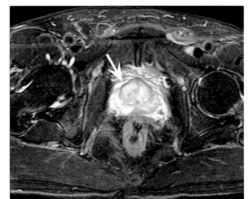

a 横轴位T$_1$WI        b 横轴位T$_2$WI

中央腺体增大，可见中央腺体信号不均匀，呈结节状。

【MRI 表现】

（1）前列腺增大主要为"中央腺体"增大，增生的前列腺在 T$_1$WI 上表现为均匀的稍低信号，在 T$_2$WI 上移行区和中央区依增生结节组织成分的不同而表现为不同信号，可以是低、等或高信号。

（2）增强扫描可出现不均匀的强化，当发生囊变坏死时，不出现强化。

（3）前列腺增生明显时，向上压迫膀胱，矢状位可显示增生的前列腺突入膀胱。

【鉴别诊断】

本病主要与前列腺癌相鉴别，前列腺增生好发于老年人，多发生在中叶，增生严重时突入膀胱，但边缘光滑完整，早期即可压迫后尿道而引起排尿困难，伴有慢性梗阻征象。前列腺癌局限于包膜内时，肿瘤在外周部和中心区均存在时，CT 较难鉴别，MRI 显示有包膜的完整性中断则提示前列腺癌。最后确诊需行组织活检。

【特别提示】

良性前列腺增生好发于老年人，通常以中叶及外侧叶为多，可压迫尿道，引起排尿困难。临床主要表现为梗阻性排尿困难，严重时发生尿潴留。

# 三、前列腺癌

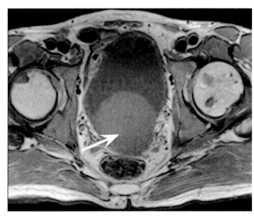 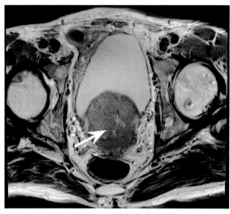

a　横轴位$T_1WI$　　　　　　　　　　b　横轴位$T_2WI$

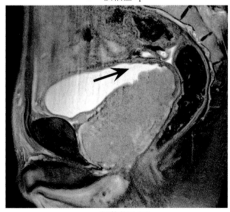

c　矢状位$T_2WI$

前列腺变形，局限性向外隆起，外形呈分叶状，癌灶在 $T_1WI$ 上呈略低信号，在 $T_2WI$ 上呈等信号。

【MRI 表现】

（1）局限于前列腺被膜内的肿瘤，$T_1WI$ 上表现为前列腺为高信号，周围区内出现低信号结节，而前列腺被膜尚完整。

（2）当肿瘤突破被膜并侵犯邻近结构时，表现为前列腺非对称性增大，呈分叶状改变。前列腺癌结节多位于周围区，癌结节在 $T_1WI$ 上呈低信号，在 $T_2WI$ 上表现为前列腺的正常较高信号的周围区内出现低信号结节影。前列腺周围结构的信号随之改变，精囊角消失常提示膀胱和精囊已受累，可发现盆腔淋巴结转移以及局部骨转移。

【鉴别诊断】

本病主要与前列腺增生鉴别，前列腺增生好发于老年人，多发生在中叶，增生明显时突入膀胱，边缘光滑完整，早期即可压迫后尿道而引起排尿困难，伴有慢性梗阻征象。前列腺癌早期临床症状和体征类似前列腺增生。晚期出现膀胱和会阴部疼痛以及转移体征。直肠指检可触及前列腺结节，质地坚硬，表面不规则。

【特别提示】

前列腺癌最常见部位为前列腺的外周带；少数可发生于前列腺的中心区。临床早期无症状，肿瘤侵犯到膀胱和尿道时，出现尿频、尿痛、血尿和排尿困难。

# 第三节　子宫常见疾病

## 一、子宫平滑肌瘤

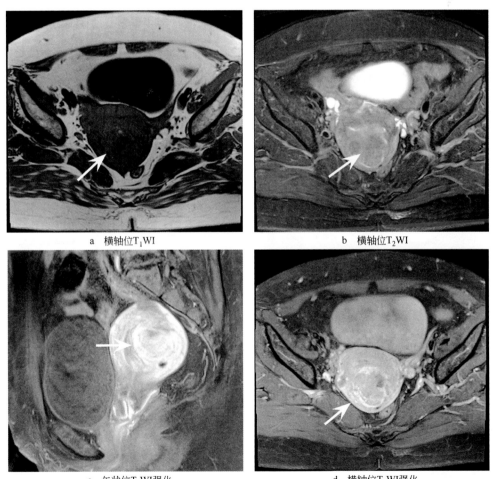

a 横轴位T₁WI

b 横轴位T₂WI

c 矢状位T₁WI强化

d 横轴位T₁WI强化

子宫体积增大，子宫肌增厚，在 $T_1WI$ 和 $T_2WI$ 上均有低信号改变。

【MRI 表现】

(1) 子宫体积增大，变形。

(2) 肿瘤在 $T_1WI$ 和 $T_2WI$ 上均为低信号。

(3) 肿瘤较小时病变内部信号较均匀。

(4) 当病变内发生囊变或出血时信号不均匀，囊变坏死在 $T_1WI$ 上呈低信号、$T_2WI$ 上呈高信号。出血的信号与时期和序列有关。

【鉴别诊断】

(1) 子宫内膜癌：子宫内膜癌多见于绝经后老年妇女，病变位于宫腔内，子宫常呈不规则或分叶状增大，在 $T_1WI$ 上呈等信号、$T_2WI$ 上呈高信号，形态规则，容易向宫颈及宫外侵犯，盆腔内有淋巴转移。

(2) 子宫颈癌：在 35～55 岁年龄妇女中发病率最高。子宫颈体积增大，形态不规则，在 $T_1WI$ 上呈等信号，在 $T_2WI$ 上肿块信号明显高于肌肉组织。宫颈管破坏，或堵塞引起子宫内积液，子宫腔扩大呈水样信号。

【特别提示】

主要表现为月经过多，月经持续时间延长，或为不规则性阴道流血。肿瘤较大时产生压迫症状（如尿潴留，便秘）。

# 二、子宫内膜癌

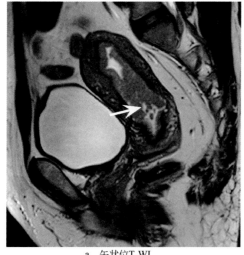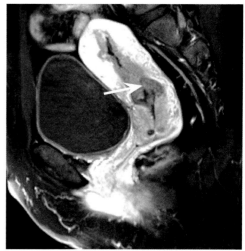

| a 矢状位$T_2WI$ | b 矢状位$T_1WI$增强 |

宫腔扩大，子宫内膜信号不均，见斑片状长 $T_2$ 信号，增强呈中度不均一强化。

【MRI 表现】

(1) 早期仅表现为子宫内膜异常增厚（育龄妇女>9mm，绝经后妇女>4mm）。

(2) 肿块较大时引起宫腔增大，内见软组织肿块，信号明显不均匀，肿块信号与肌层或内膜信号相近。

(3) 在 $T_2WI$ 上结合带中断或破坏是诊断癌肿向深层肌肉侵犯的重要征象。增强检查肿块呈不均一强化。

【鉴别诊断】

(1) 子宫颈癌：在 35～55 岁年龄妇女中发病率最高。子宫颈体积增大，形态不规则，

---

在 $T_1WI$ 上呈等信号，在 $T_2WI$ 上肿块信号明显高于肌肉组织。宫颈管破坏，或堵塞引起子宫内积液，子宫腔扩大呈水样信号。当子宫内膜癌累及子宫颈管时和子宫颈癌较难鉴别。

（2）子宫腺肌病：MRI 表现为子宫呈均匀球形增大，在 $T_2WI$ 上子宫肌层呈低信号影。临床上子宫腺肌病有明显的痛经史。

（3）子宫平滑肌瘤：主要与黏膜下和肌壁间子宫肌瘤鉴别。子宫肌瘤多见于绝经期前妇女。小的子宫肌瘤内部信号较均匀，大的子宫肌瘤表现为子宫增大，病变在 $T_1WI$ 和 $T_2WI$ 上均为低信号，当病变内发生囊变或出血时信号不均匀。

【特别提示】

子宫内膜癌是女性生殖系统常见的恶性肿瘤，发生率仅次于宫颈癌，多见于绝经后老年妇女。临床首发症状为不规则阴道流血。子宫内膜癌的扩散途径主要是直接浸润和淋巴转移。晚期子宫内膜癌可通过血行转移。

# 三、子宫颈癌

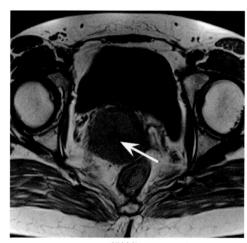

a　横轴位$T_1WI$

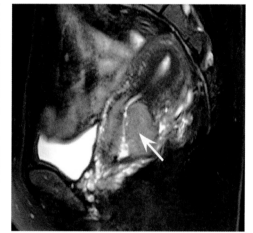

b　矢状位$T_2WI$

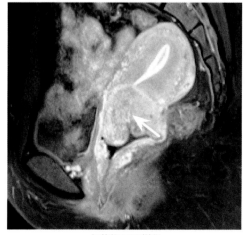

c　矢状位$T_1WI$增强

子宫颈体积增大，形态不规则，在 $T_1WI$ 上呈等信号，在 $T_2WI$ 上肿块信号明显高于肌肉组织，增强呈明显均匀强化。

【MRI 表现】

（1）宫颈管增宽，正常分层消失，宫颈增大形成不规则的软组织肿块。

（2）在 $T_2WI$ 上肿瘤信号较正常宫颈信号高，呈中等信号。

（3）肿瘤侵犯子宫及宫旁组织累及膀胱和直肠以及盆腔淋巴结等可显示相应的异常信号。

（4）宫颈癌治疗后可复发，在 $T_2WI$ 上呈显著高信号，而宫颈癌放疗后所致的纤维化表现为较低信号。

【鉴别诊断】

（1）子宫内膜癌：子宫内膜癌多见于绝经后老年妇女，子宫常成不规则或分叶状增大，呈等 $T_1$ 长 $T_2$ 信号，其间可混有结节状等或低信号区，形态不规则，容易向宫颈及宫外侵犯，盆腔内有淋巴结转移。当子宫内膜癌累及子宫颈管时与子宫颈癌较难鉴别。

（2）宫颈囊肿：单发或多发，边界清楚。呈长 $T_1$ 长 $T_2$ 信号，增强后无强化。

【特别提示】

子宫颈癌是女性生殖系统最常见的恶性肿瘤。常见于 45～55 岁。接触性出血是宫颈癌早期的主要症状，晚期则发生不规则的阴道出血和白带增多。

# 第四节　卵巢常见疾病

## 一、卵巢囊肿

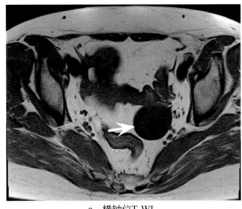 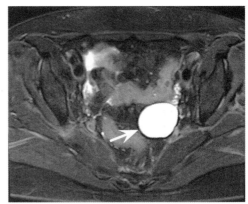

a　横轴位$T_1WI$　　　　　　　　b　横轴位$T_2WI$

卵巢区见囊性病变，在 $T_1WI$ 上为低信号，在 $T_2WI$ 上为
非常高的信号，与尿液成等信号；囊壁光滑而薄。

【MRI 表现】

卵巢单侧或双侧呈圆形或类圆形，其信号与尿液成等信号的水样信号影，多为单房，即 $T_1WI$ 呈低信号，$T_2WI$ 为非常高的信号。囊壁光滑而薄，边缘光滑锐利。当囊肿有出血时，囊肿内的信号变化则与血肿的不同时期磁共振的信号变化一致。多囊卵巢病在 MRI 上为双侧卵巢扩大，呈多个大小不等的囊腔，囊壁光滑，增强扫描可见厚薄不一的间隔强化。

【鉴别诊断】

（1）卵巢皮样囊肿：囊肿大部分均匀，呈 $T_1WI$ 低信号、$T_2WI$ 高信号，囊内不定形团块影，结节状无强化角化物，囊壁可强化，囊液无强化；囊壁有局部增厚。

（2）卵巢囊腺癌：肿瘤常大于 4cm，表现为囊实性肿块，以实性为主。囊内分隔厚薄不均，可见壁结节。常出现盆壁、盆腔受累，伴有腹膜、肠系膜或大网膜转移，腹水、淋巴结转移。

（3）卵巢囊腺瘤：有浆液性囊腺瘤和黏液性囊腺瘤之分。综合可表现为一个大的单房或多房性囊性肿物，轮廓光滑整齐。囊壁薄且规则，囊内也可出现分隔，分隔较薄，间隔呈线样低信号，有时可见小的乳头状突起。当囊内出血时，$T_1WI$、$T_2WI$ 为高信号。临床无痛经史。

（4）卵巢巧克力囊肿：多见于 20～45 岁，囊肿可单侧，也可双侧。根据出血时间的不同，囊内信号不同，常为混杂信号，边缘不规则，囊肿壁与邻近结构分界不清，并可造成盆腔器官的粘连。随着病情的发展，患者可出现痛经、持续性下腹疼痛、月经失调、不孕和性交痛等。

【特别提示】

本病是女性盆腔肿块最常见的原因之一。卵巢囊肿的类型包括滤泡囊肿、黄体囊肿和多囊卵巢等。MRI 图像上其信号与尿液成等信号，即 $T_1WI$ 低信号、$T_2WI$ 高信号，囊壁光滑而薄。

# 二、卵巢畸胎瘤

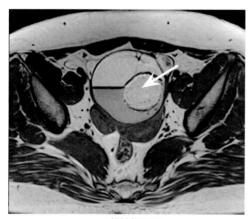

a 横轴位$T_1WI$

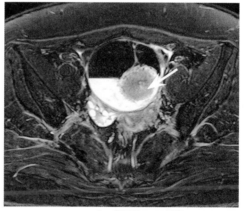

b 横轴位$T_2WI$压脂

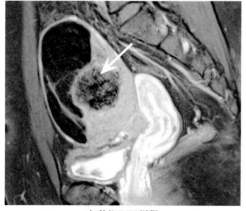

c 矢状位$T_1WI$增强

左附件区混杂信号，内见短 $T_1$ 长 $T_2$ 高信号（脂肪成分），压脂序列呈低信号。

【MRI 表现】

MRI 诊断畸胎瘤取决于瘤内脂肪含量，脂肪成分呈短 $T_1$ 长 $T_2$ 高信号，可通过脂肪抑制序列使脂肪信号被抑制，从而与出血相鉴别。MRI 对钙化不敏感。肿瘤多为单侧，边缘光滑，与周围分界清楚。

【鉴别诊断】

恶性畸胎瘤实性组织成分较多，钙化少，但最主要的是周围组织或邻近器官受侵犯，并有早期转移。

【特别提示】

卵巢畸胎瘤是卵巢常见的良性肿瘤。可见于任何年龄。成熟畸胎瘤绝大多数为囊性，囊壁较厚，表面光滑，肿瘤含有脂肪或皮质样物质。肿瘤的实性成分在肿瘤内呈结节样突出。临床常无症状，大者可触及包块，少数病人肿瘤发生扭转可致腹痛。

# 三、卵巢囊腺瘤

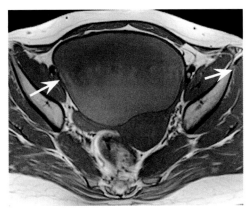 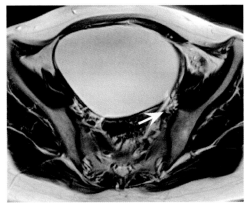

a 横轴位$T_1$WI          b 横轴位$T_2$WI

盆腔内长 $T_1$ 长 $T_2$ 单房囊性病灶。

【MRI 表现】

(1) 浆液性囊腺瘤：表现为单房或多房性囊性肿物，呈长 $T_1$ 长 $T_2$ 信号，边缘清，囊壁及分隔均较薄且规则，分隔结构在 $T_1$WI 和 $T_2$WI 中均为低信号。

(2) 黏液性囊腺瘤：常表现为多囊性肿物，囊内容物的信号强度与黏液中黏蛋白黏多糖的含量多少有关。黏多糖量少而水分较多时，$T_1$WI 和 $T_2$WI 均为低信号，与浆液性囊腺瘤相似；当囊肿脱水时，囊液在 $T_1$WI 和 $T_2$WI 均为较高信号。囊内出血时，$T_1$WI 和 $T_2$WI 均为高信号。囊内也可出现分隔，且较薄，增强扫描后，肿瘤壁和内隔强化，囊肿内容物不强化。

【鉴别诊断】

(1) 卵巢囊肿：常为单侧单发，也可为双侧多发。单纯卵巢囊肿内部为水样信号，囊壁较薄，边缘光滑锐利。

(2) 卵巢皮样囊肿：囊肿大部分均匀，呈 $T_1$WI 低信号、$T_2$WI 高信号，囊内不定形团块影，结节状无强化角化物，囊壁可强化，囊液无强化；囊壁有局部增厚。

(3) 卵巢巧克力囊肿：附件区大小不一囊肿，囊肿可单侧，也可双侧。根据出血时间的不同，囊内信号不同，常为混杂信号，边缘不规则，囊肿壁与邻近结构分界不清，并可造成盆腔器官的粘连。

【特别提示】

卵巢囊腺瘤为卵巢常见的良性肿瘤，可分为浆液性和黏液性两种。多见于中年女性。多数患者无特殊症状，肿瘤巨大时，可产生腹胀、腹部隐痛和压迫症状（如尿频、尿急等），少部分病例因肿瘤蒂扭转、囊壁破裂产生急腹症症状。

# 四、卵巢卵泡膜细胞瘤

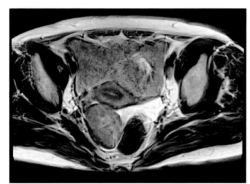
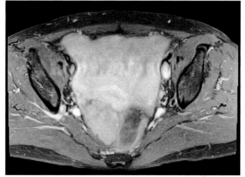

| a　横轴位压脂T₂WI | b　横轴位增强T₁WI |

a　横轴位压脂$T_2WI$　　　　b　横轴位增强$T_1WI$

压脂 $T_2$WI 示肿瘤位于子宫后方，呈低信号；增强呈中度均匀强化。

【MRI 表现】

（1）肿瘤呈圆形或卵圆形，边界清晰，形态较规则，呈实性或囊实性。

（2）在 $T_2$WI 上肿瘤呈低信号，是因为肿瘤中含有纤维成分，这是卵泡膜细胞瘤较为特征性的 MRI 表现。

（3）根据肿瘤中含有脂质成分的不同，当肿瘤含有脂质较多时，在 $T_1$WI 反相位上可出现信号衰减。

（4）在 DCE-MRI 上，肿瘤呈轻中度的持续强化。少部分呈明显强化；发生囊变时，囊性部分不强化。

【鉴别诊断】

（1）子宫浆膜下肌瘤或阔韧带肌瘤：发病年龄较轻，多发于 30～50 岁，在 $T_1$WI 上肌瘤的信号类似子宫肌层，在 $T_2$WI 上明显低于肌层信号，可见旋涡状排列结构；增强扫描肌瘤明显强化，与肌层一致。

（2）无性细胞瘤：为最常见的恶性卵巢生殖细胞类肿瘤，发病年龄偏轻，10～30 岁年轻女性为高发，肿瘤呈实性，在 $T_1$WI 上呈等或稍低信号，其内也可见混杂小斑片稍高信号；在 $T_2$WI 上肿瘤呈等或稍高信号，增强扫描呈轻至中度强化，可见环状强化的包膜及纤维血管分隔。

# 五、卵巢颗粒细胞瘤

【MRI 表现】

（1）颗粒细胞瘤多呈圆形或卵圆形，分叶不明显，多存在清楚而较厚的包膜。

（2）肿瘤较为特征性的组织结构特点为囊实性肿块，实性部分 $T_1$WI 信号稍低于子宫肌层；$T_2$WI 信号高于子宫肌层的软组织信号；肿瘤易出血，囊内出血时在 $T_1$WI 上呈高信号。

（3）增强扫描：肿瘤实性部分、分隔及包膜明显强化，但强化程度略低于子宫肌层；囊

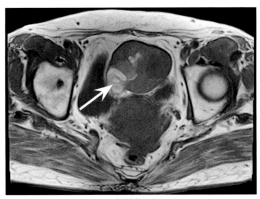

a 横轴位T₁WI

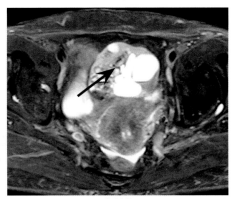

b 横轴位T₂WI

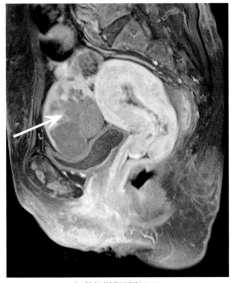

c 矢状位增强压脂T₁WI

肿块呈囊实性，实性部分在 $T_1WI$ 上呈低信号，囊性部分呈极低信号，出血时呈高信号，

在 $T_2WI$ 上呈等信号或稍高信号；增强检查实性部分及分隔呈明显强化，囊性部分无强化，肿块呈"海绵状"表现。

性部分无强化。肿瘤均呈多囊性，较小的囊分布于实性部分内，呈"蜂窝状"或"海绵状"，增强扫描实性部分明显强化，而囊性部分无强化，致使此特征尤为突出。

（4）较大的囊与囊之间有较厚且厚薄均匀的间隔，边缘规则，但极少见壁结节。

**【鉴别诊断】**

（1）卵巢囊腺癌：卵巢癌一般无包膜，浸润性生长。肿瘤形态不规则，囊腔的囊壁较薄，多存在壁结节。常伴有腹盆腔积液，而且量较多；多存在腹膜增厚、淋巴结肿大等转移征象。

（2）卵巢畸胎瘤：颗粒细胞瘤的形态及囊壁与卵巢畸胎瘤相似。但是畸胎瘤囊壁更厚，囊内软组织成分信号较均匀，很少呈"蜂窝状"或"海绵状"改变，强化程度也较低。如果含有脂肪或骨组织特有的成分则较容易鉴别。

（刘海荣　陈亮）

# 第六章
# 后腹膜腔

## 第一节 肾上腺常见疾病

### 一、肾上腺皮质增生

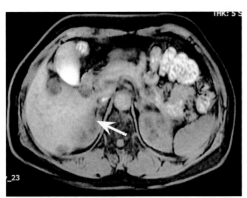

a 横轴位T$_1$WI

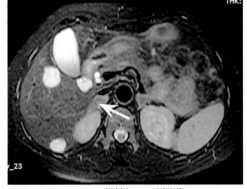

b 横轴位T$_2$WI压脂像

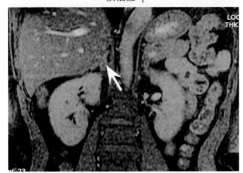

c 增强门脉期冠状位

肾上腺皮质增生：右侧肾上腺体部增大（箭头），信号均匀，呈等 T$_1$ 等 T$_2$ 信号，
增强检查呈均匀强化，强化程度与邻近肾上腺实质呈等强化。

【MRI 表现】

（1）MRI 表现为双侧肾上腺弥漫性增大，侧支厚度＞10mm，或大于同层膈肌角
厚度。

（2）增大肾上腺信号均匀，部分病例肾上腺边缘可见一些小的结节；增大的肾上腺信号
和形态基本保持正常。

（3）增强检查：弥漫性增大的肾上腺呈均匀强化。

【特别提示】

肾上腺皮质增生是 Cushing 综合征最常见的病因，占 70％～80％；其他原因还包括血浆 ACTH 水平升高、肢端肥大症、甲状腺功能亢进等。

## 二、肾上腺髓脂瘤

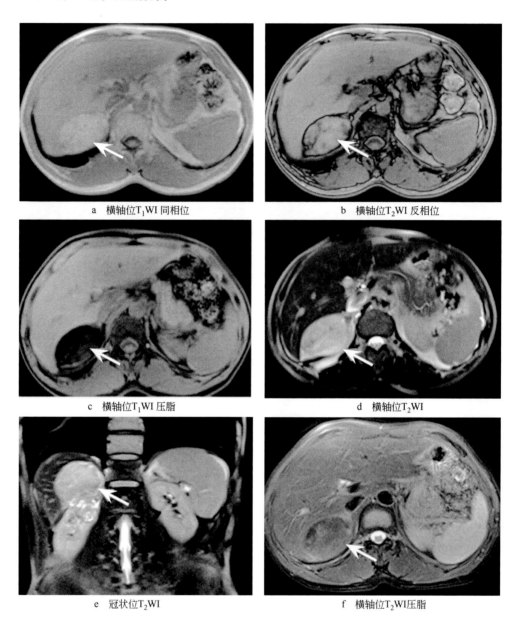

a 横轴位T$_1$WI 同相位

b 横轴位T$_2$WI 反相位

c 横轴位T$_1$WI 压脂

d 横轴位T$_2$WI

e 冠状位T$_2$WI

f 横轴位T$_2$WI压脂

右肾上腺髓脂瘤：右侧肾上腺体积增大，可见类圆形软组织肿块，同相位呈不均匀高信号，反相位大部分区域信号减低；在 T$_1$WI 上呈中度高信号，在 T$_2$WI 上呈明显高信号，信号较均匀，压脂像病灶呈明显低信号。

【MRI 表现】

（1）肿瘤常表现为单侧，偶为双侧性肾上腺肿块，呈类圆形或椭圆形，一般体积较小，直径多在 10cm 以下，少数肿瘤体积可较大。

（2）信号不均匀，其内含不规则 $T_1WI$ 高信号和 $T_2WI$ 高信号的脂肪信号，且与皮下脂肪信号强度相似；这种高信号灶在脂肪抑制序列上被抑制，信号强度明显下降。

（3）增强检查：肿瘤呈不均一强化，脂性成分无强化，含有的少量软组织成分呈中度强化。

【诊断与鉴别诊断】

肾上腺肿瘤内含有大量成熟脂肪组织是肾上腺髓脂瘤的特征，MRI 能确切显示这种特征，诊断不难。肾上腺髓脂瘤主要应和发生于肾上极的肾血管平滑肌脂肪瘤鉴别，两者均为含脂肪的肿块，当后者突入肾上腺区时需要进行鉴别。MRI 检查显示肾上极是否完整是两者鉴别的关键。

## 三、肾上腺皮质癌

【MRI 表现】

（1）肾上腺皮质癌表现为腹膜后较大软组织肿块，冠状面、矢状面扫描有助于确定肿块来自肾上腺，肿瘤直径常超过 6cm，呈类圆、分叶或不规则形。

（2）肿块信号不均匀，在 $T_1WI$ 上肿瘤大部分表现为低信号；而在 $T_2WI$ 上呈显著高信号，并可见坏死和出血所致的更高信号灶。

（3）增强检查：肿瘤呈不均一强化，坏死区无强化。下腔静脉受侵犯时，其流空信号影消失。同时腹膜后和纵隔淋巴结转移及脊椎、肝脏等处的转移灶也易于被发现。

【诊断与鉴别诊断】

肾上腺皮质癌通常因为肿块较大而易于发现，MRI 可行多方位扫描，易于判断肿块来自肾上腺。当肾上腺发现较大肿块，并且内部信号不均，特别是存在下腔静脉侵犯和（或）淋巴结及其他脏器转移时，应提示为肾上腺皮质癌。若患者同时存在 Cushing 综合征的临床表现，则可明确诊断；如无 Cushing 综合征的临床表现，而存在其他内分泌激素异常时，也可诊断为肾上腺皮质癌。

## 四、嗜铬细胞瘤

【MRI 表现】

（1）肿瘤常单发，较大，直径可为 1~20cm，$T_1$ 加权上与肌肉信号类似，$T_2$ 加权上呈高信号；合并出血、坏死时肿瘤信号可不均匀，坏死区 $T_1WI$ 呈低信号、$T_2WI$ 呈高信号；出血区 $T_1WI$ 呈高信号、$T_2WI$ 可呈高或极高信号。

（2）增强扫描：肿瘤显著不均匀强化，坏死囊变区无强化；实性部分明显强化，呈现快进慢出型，并且强化一直持续到延迟期。

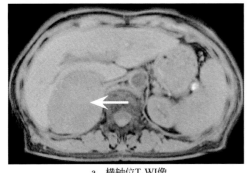
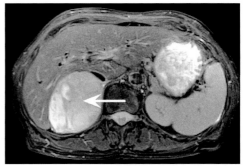

a 横轴位$T_1WI$像　　　　　　　　　　　　b 横轴位$T_2WI$像

右肾上腺区较大肿块，呈长 $T_1$ 长 $T_2$ 信号影，信号不均匀。

（3）肿瘤内不含脂肪成分，化学位移成像的反相位图像上信号不降低。

**【特别提示】**

嗜铬细胞瘤是分泌儿茶酚胺的肿瘤，90％发生于肾上腺髓质，10％发生于交感神经节如主动脉或下腔静脉旁、纵隔、膀胱壁等。临床典型表现为阵发性高血压。

# 五、肾上腺转移瘤

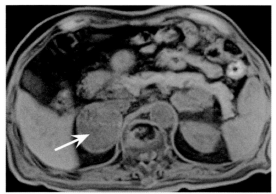

a 横轴位T₁WI

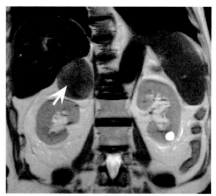

b 矢状位T₂WI

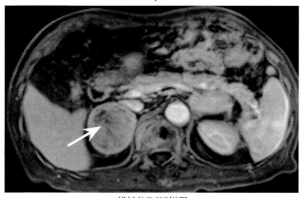

c 横轴位T₁WI增强

右肾上腺区类圆形肿块，呈等 $T_1$ 稍短 $T_2$ 信号，增强扫描呈不均质中度强化。

**【MRI 表现】**

（1）可单发或多发，多发多见，大小可从数毫米至数厘米不等，在 $T_1$ 加权上比肝脏信号低，在 $T_2$ 加权上比肝脏信号高。

（2）增强后肿块常出现明显强化至延迟期。

**【影像鉴别】**

嗜铬细胞瘤：多为单侧发病，常伴高血压及儿茶酚胺的增高。

# 第二节　腹膜后常见疾病

## 一、脂肪瘤和脂肪肉瘤

**【MRI 表现】**

（1）肿块于 $T_1$ 加权和 $T_2$ 加权上可出现高信号脂肪影，压脂序列呈低信号。

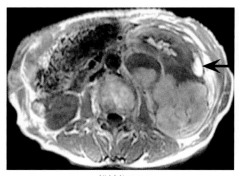 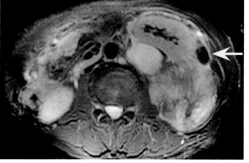

a　横轴位T₁WI　　　　　　　　　b　横轴位T₂WI压脂

左肾周脂肪囊区混杂信号肿块影，边界不清晰，左肾受压，脂肪抑制可见低信号区。

（2）脂肪肉瘤常巨大，信号不均，边界不清。

# 二、畸胎瘤

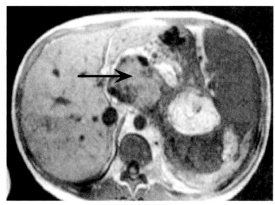 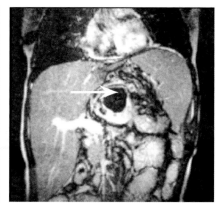

a　横轴位 T₁WI　　　　　　　　b　横冠状位T₂WI

肝脏与胃之间不规则混杂信号影，内见长 T₁ 短 T₂ 信号影。

【MRI 表现】

（1）多为囊性或囊实性，直径 5～10cm，边界清晰。

（2）信号不均，可含有脂肪、牙齿、钙化等，含有脂肪-液体平面时更具特征性。

# 三、淋巴瘤

【MRI 表现】

（1）单发或多发淋巴结肿大，部分可融合成团，内部可坏死，周围包绕邻近血管如腹主动脉和下腔静脉。

（2）在 T₁ 加权上呈中低信号，T₂ 加权上呈中高信号，增强扫描肿块实质可呈轻到中度强化。

【特别提示】

若腹膜后发现肿大淋巴结而肠系膜上亦有多发肿大或融合成团块状的肿大淋巴结，并包绕肠系膜血管，多为非霍奇金淋巴瘤。

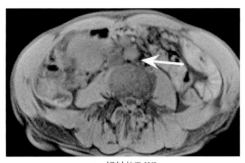 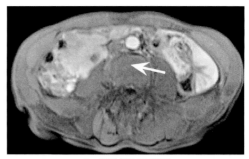

a 横轴位T₁WI          b 横轴位T₁WI增强

腹膜后不规则结节等长 T₁ 信号病灶，增强呈中等强化。

## 四、转移瘤

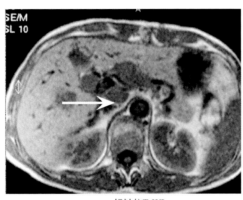 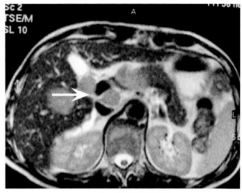

a 横轴位T₁WI          b 横轴位T₂WI

肝门及腹膜后多发结节状长 T₁ 长 T₂ 信号影，包绕压迫邻近血管。

**【MRI 表现】**

腹膜后单发或多发淋巴结肿大，部分可融合成团，包绕压迫邻近血管；增强扫描，肿块实质可呈轻到中度强化。

## 五、神经纤维瘤和神经鞘瘤

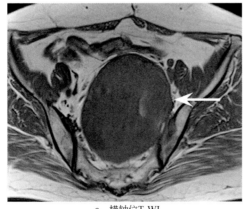 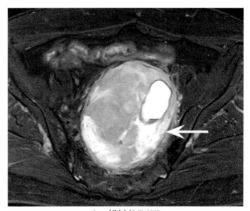

a 横轴位T₁WI          b 横轴位T₂WI

腹膜后长 T₁ 长 T₂ 信号影，边界清晰，内部信号不均匀。

**【MRI 表现】**

（1）肿块常发生于脊柱旁，呈等或长 $T_1$ 长 $T_2$ 信号影，信号均匀，边界清楚。

（2）神经纤维瘤可明显均匀强化，神经鞘瘤常伴有坏死改变而出现不均匀强化。

**【特别提示】**

腹膜后神经纤维瘤常双侧发生，神经鞘瘤常在 $T_2$ 加权像上呈特征性的高信号，并且肿瘤常出现坏死。

（刘海荣　陈亮）

# 第七章
# 骨骼肌肉系统

## 第一节 骨与关节创伤

### 一、骨折

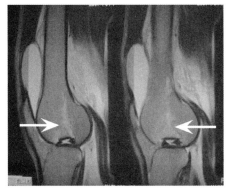 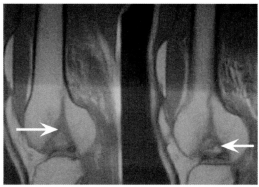

a 矢状位T₁WI  b 矢状位T₂WI

右股骨外侧髁线条状长 $T_1$、长 $T_2$ 信号影，同时髌上囊积液。

**【MRI 表现】**

（1）四肢骨折

① 骨折在 $T_1WI$ 上为线样低信号，在 $T_2WI$ 上为高信号。

② 骨挫伤在 $T_1WI$ 上为模糊不清的低信号，在 $T_2WI$ 上为高信号。

（2）脊椎骨折

① 单纯压缩骨折：矢状面可见椎体呈典型的楔形改变，受伤椎体内的渗出和水肿在 $T_1WI$ 上呈低信号，在 $T_2WI$ 上呈高信号。

② 爆裂骨折：矢状位和冠状位可见椎体上下骨板的低信号带失去完整性，凹凸不平嵌入椎体，骨折线累及附件。

③ 骨折脱位：易于显示错位的椎体或突入椎管的游离骨折片对脊髓的压迫和损伤以及附件骨折和椎小关节脱位。

④ 椎间盘损伤：常见于伤后晚期，损伤的椎间盘呈退行性改变，信号变低。

⑤ 韧带损伤、断裂：包括前纵韧带、后纵韧带、棘间韧带和棘上韧带等。韧带在各序列上均呈低信号，损伤表现为韧带增粗，断裂表现为低信号影失去正常的连续性，且均可见到因水肿或（和）出血而出现的异常信号影。

⑥ 脊髓损伤：多为外伤后骨折块或脱位椎体压迫所致，表现为脊髓内水肿、出血甚至

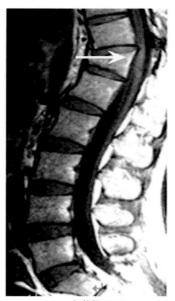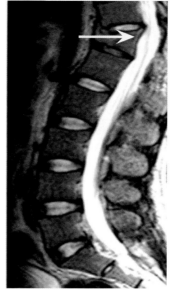

a　矢状位T₁WI　　　　　　　　b　矢状位T₂WI

T12 椎体呈楔形改变，后突畸形，T12～L1 椎间盘信号减低。

脊髓横断。

**【影像鉴别】**

应与脊椎病变所致的椎体变形鉴别。后者影像学检查常见椎体或附件骨质破坏，椎间隙变窄，椎间盘破坏或消失，椎旁脓肿或软组织肿块等。结合临床病史鉴别不难。

**【特别提示】**

（1）骨折必须首先进行 X 线检查，以了解骨折本身的解剖变化。

（2）MRI 在显示骨折方面不如 X 线、CT，但能清晰显示骨折断端及周围的出血、水肿以及骨折的各种并发症，有利于指导临床手术的选择。

# 二、关节创伤

**【MRI 表现】**

以膝关节为例。膝关节常见的损伤有半月板、内外侧副韧带和前后交叉韧带撕裂及急性创伤性滑膜炎。

（1）半月板撕裂

① 斜行撕裂：半月板出现高信号累及关节面达关节面的上缘或下缘。

② 水平撕裂：半月板出现高信号与胫骨平台平行达半月板的游离缘或一侧关节面。

③ 桶柄状撕裂：半月板宽度减小，冠状位半月板体部未见与对侧半月板共同形成的蝶形表现，同时可见内移的半月板位于髁间窝、交叉韧带旁；矢状面显示残余的前角或后角变小或截断，并可见到双前交叉韧带征或双后交叉韧带征。

④ 放射状撕裂：好发生于半月板的内 1/3，且以外侧半月板多见。半月板体部的撕裂在矢状面上表现为蝶形的半月板内出现与长轴垂直的线状高信号；前后角的放射状撕裂因与矢状面方向平行而表现为Ⅲ级高信号。

⑤ 纵行撕裂：前后角的纵形撕裂表现为垂直或斜行的Ⅲ级高信号。冠状位见体部的纵

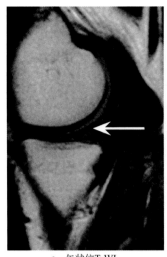 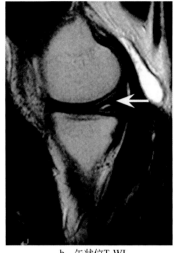

a 矢状位T₁WI　　　　　b 矢状位T₂WI

内侧半月板后角内有线条状短 T₁ 长 T₂ 信号，并与关节面相连通。

形撕裂为垂直或斜行的Ⅲ级高信号。

（2）内外侧副韧带损伤：正常内外侧副韧带 $T_1WI$、$T_2WI$ 均呈低信号；损伤后因水肿、出血信号增高，可出现增厚、变形或中断现象。

（3）前后交叉韧带损伤：表现为交叉韧带中断、增粗，呈波浪状或边缘不规则，其内出现局限性或弥漫性 $T_2WI$ 高信号影；或者冠状面和矢状面见不到正常的交叉韧带，以矢状面显示最佳。

（4）关节软骨损伤：表现为低信号的关节软骨中断，断裂处出现高信号，受损的软骨下骨髓水肿，呈片状长 $T_1$、长 $T_2$ 信号影，边缘模糊。

**【影像鉴别】**

（1）外侧半月板与关节囊之间的腘肌腱及其腱鞘。

（2）半月板前角前方的膝横韧带。

（3）起自外侧半月板后角向内上斜行的板股韧带。

（4）半月板外缘与胫骨髁缘间的冠状韧带。

**【特别提示】**

（1）关节创伤的诊断必须以 X 线平片为基础。

（2）MRI 可直接显示软骨、韧带、肌腱的损伤，为临床提供重要信息。

# 第二节　骨与软骨缺血坏死

## 一、成人股骨头缺血坏死

**【MRI 表现】**

（1）0期：患者无自觉症状，X 线及 CT 检测均为阴性，MRI 有阳性表现，典型表现为在 $T_2WI$ 上负重区出现外围低信号（坏死脂肪）环绕内圈高信号（充血水肿），此期被称为股骨头缺血坏死临床前期，也称安静期。

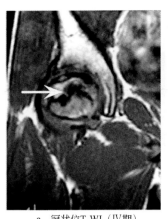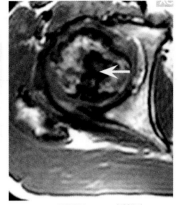

a 冠状位T₁WI（Ⅳ期）          b 横轴位T₂WI（Ⅳ期）

右股骨头塌陷，内可见点片状长 $T_1$ 短 $T_2$ 信号影。

（2）Ⅰ期：患者髋关节有轻微不适，髋关节间隙正常，股骨头光整、不变形，典型的 MRI 表现为股骨头前上部负重区在 $T_1$WI 上显示线样低信号区，在 $T_2$WI 上也表现为低信号，"双线征"形成。

（3）Ⅱ期：患者髋关节有疼痛、僵硬，髋关节间隙正常，股骨头光整、不变形，在 $T_1$WI 上股骨头前上部负重区的硬化缘围绕的较低、不均匀信号的新月形坏死区，在 $T_2$WI 上病灶为新月形高信号区，在 X 线平片上，股骨头负重区内可见高密度的硬化区，内可伴有小囊样改变。

（4）Ⅲ期：患者髋关节僵硬，疼痛放射至膝关节，股骨头表面毛糙、开始变形，软骨下皮质出现骨折，进一步发展可出现轻微塌陷、阶梯状改变，新月体形成，在 $T_1$WI 上为带状低信号区，在 $T_2$WI 上呈高信号，股骨头表面软骨的完整性受到一定影响。

（5）Ⅳ期：关节软骨彻底破坏，髋关节间隙狭窄，合并关节退行性改变，髋臼面软骨下骨质可出现囊性变，髋臼缘骨赘增生，股骨头因骨坏死、囊变、骨折而显著塌陷、变形，可累及整个股骨头，股骨头出现分节碎裂、骨折移位。早期股骨头形态正常，随病程进展股骨头可变形、塌陷，其前上部边缘出现异常信号影，$T_1$WI 多为单一条带状低信号，$T_2$WI 多为两条内外并行的高低信号带。

**【影像鉴别】**

（1）暂时性骨质疏松：MRI 可出现长 $T_1$ 长 $T_2$ 信号区，与股骨头缺血坏死早期改变相似，但本病不出现典型的双线征，短期随访信号可恢复正常。

（2）退变性囊肿：多局限于承重区骨性关节面下，形态规整，无明显股骨头塌陷变形。

（3）骨岛：孤立的圆形硬化区，边缘光整，密度较高。

**【特别提示】**

（1）MRI 是诊断早期股骨头缺血坏死较为敏感和特异的方法。

（2）MRI 示股骨头前上部周围出现长 $T_1$ 短 $T_2$ 信号带、长 $T_1$ 长 $T_2$ 信号带或 $T_2$WI 内外并行的高低信号带即"线样征"，颇具诊断特征。

（3）股骨头缺血坏死的分期，目前尚未完全统一，具有代表性的五期即 0 期、Ⅰ 期、Ⅱ期、Ⅲ 期、Ⅳ 期是 Fiat 和 Arlet 根据股骨头坏死的临床病理分期修订而来的。

## 二、月骨缺血坏死

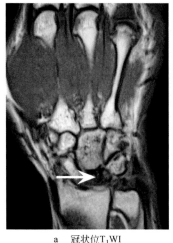 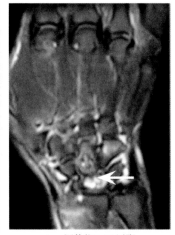

a　冠状位T₁WI　　　　b　冠状位T₂WI压脂

月骨形态欠自然，内可见斑片状长 T₁ 长 T₂ 压脂高信号影。

**【MRI 表现】**

月骨缺血坏死分为四期。

（1）Ⅰ期：X 线片及 CT 检查正常，在 MRI 上表现为长 T₁ 长 T₂ 信号。

（2）Ⅱ期：月骨形态正常，在 CT 和 X 线片上表现为密度增高。

（3）Ⅲ期：X 线片示月骨密度明显降低，头状骨向近端移位，月骨破坏、塌陷或骨折，舟月分离为此期的特点。

（4）Ⅳ期：此期的标志为月骨几乎完全裂解与桡腕关节炎的出现，典型表现为关节间隙变窄，骨赘形成，软骨下硬化与退变性囊变。

**【影像鉴别】**

（1）暂时性骨质疏松：MRI 可出现长 T₁ 长 T₂ 信号区，与月骨缺血坏死早期改变相似，短期随访信号可恢复正常。

（2）退变性囊肿：多局限于承重区骨性关节面下，形态规整，无明显股骨头塌陷变形。

（3）骨岛：孤立的圆形硬化区，边缘光整，密度较高。

**【特别提示】**

本病好发于 20～30 岁的青年体力劳动者，男性多于女性，且以右侧多见。

# 第三节　骨肿瘤

## 一、骨软骨瘤

**【MRI 表现】**

（1）骨软骨瘤的瘤体中间为松质骨信号，边缘为皮质骨信号，并与主骨相延续，这一特殊表现可与大多数骨肿瘤相鉴别。

（2）软骨帽在骨软骨瘤上具有特征性，呈线样、不均匀带状，甚至不规则块状，其在

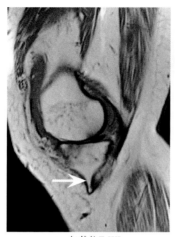
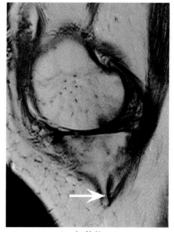

a　矢状位T₁WI　　　　　　　　b　矢状位T₂WI

*胫骨上干骺端丘状凸起，以宽基底与母骨相连。*

MRI 上的信号表现为 $T_1WI$ 呈略低信号、$T_2WI$ 呈高信号。

（3）Gd-DTPA 增强扫描，瘤体主体部分强化程度与主骨类似，软骨帽呈中等强化。

【影像鉴别】

（1）肱骨髁上突：是一先天发育异常，无症状，表现为肱骨内上髁内侧"鸟嘴"样骨性突起，密度较均匀，基底部较宽，但无明显软骨帽，有时压迫正中神经可出现症状。

（2）胫骨内髁骨软骨病：常见于婴儿和儿童，一侧或双侧发病。临床主要表现为膝部向外弯曲畸形，影像上表现为胫骨内髁增大，关节面向内、下、后方倾斜塌陷，塌陷的干骺部可有斑片状或不规则钙化。胫骨干内侧皮质增厚，甚至形成骨突，类似骨软骨瘤，鉴别较难。

【特别提示】

（1）本病是儿童期最常见的良性骨肿瘤，软骨瘤分为内生性骨软骨瘤和外生性骨软骨瘤，内生性骨软骨瘤好发于手足部短管状骨，外生性骨软骨瘤多位于干骺端，以股骨远端、胫骨近端和肱骨近端最为多见。

（2）MRI 检查应特别注意软骨帽的厚度，如儿童及青少年软骨帽大于 3cm，成人大于 2cm，应充分考虑恶变可能性。骨软骨瘤边缘模糊也是恶性征象之一。

# 二、骨肉瘤

【MRI 表现】

（1）骨质破坏：在 $T_1WI$ 上信号强度低于肌肉的信号强度，在 $T_2WI$ 上为高信号。

（2）肿瘤骨：在 $T_1WI$ 和 $T_2WI$ 上均为低信号，可表现为云絮状、斑块状、针状。骨质破坏区和软组织肿块内肿瘤骨是骨肉瘤最重要的影像表现。

（3）骨膜反应和 Codman 三角：在 $T_2WI$ 上表现为与骨干表面平行的弧线状低信号影。

（4）软组织肿块：外形不规则，位于骨破坏区和骨外软组织内，在 $T_2WI$ 上信号较骨内肿瘤明显增高，边缘多模糊、分叶状，肿块内可见肿瘤骨。增强扫描肿瘤组织多为不均匀强化。

【影像鉴别】

骨肉瘤应注意与化脓性骨髓炎鉴别。前者一般无急性发病，病变相对较局限，没有向全骨广泛蔓延的倾向，病变区可见瘤骨，并可见骨膜三角，肿瘤可穿破骨皮质侵犯软组织形成

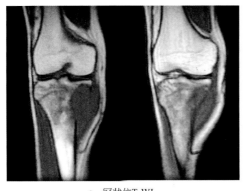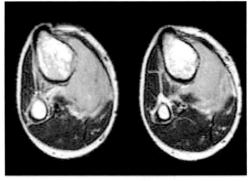

a 冠状位T₁WI                                   b 横轴位T₂WI

右胫骨干骺端见骨质破坏及软组织肿块，呈长 $T_1$ 长 $T_2$ 信号。

软组织肿块，可与后者鉴别。

【特别提示】

（1）骨肉瘤多见于青少年。

（2）局限性骨质破坏、骨膜增生、肿瘤骨和软组织肿块是其影像学诊断要点。

# 三、骨巨细胞瘤

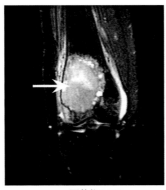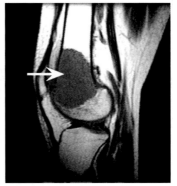

a 冠状位T₂WI                                 b 矢状位T₁WI

股骨下干骺端不均匀长 $T_1$ 长 $T_2$ 信号或更长 $T_2$ 信号囊状影显示，骨皮质无异常，无骨膜反应。

【MRI 表现】

（1）肿瘤 $T_1$WI 多呈不均匀低信号或中等信号，$T_2$WI 常为低、等、高混杂信号。

（2）边界多清楚，少数边缘有低信号环围绕。

（3）坏死囊变区呈 $T_1$WI 低信号、$T_2$WI 高信号。肿瘤内出血在 $T_1$WI 和 $T_2$WI 上均为高信号。液-液平面在 $T_1$WI 上常下部信号高于上部，而在 $T_2$WI 上则相反。若肿瘤内有含铁血黄素沉积则 $T_1$WI 和 $T_2$WI 均为低信号。

（4）Gd-DTPA 增强扫描，瘤体轻度到明显不均匀强化，但囊变和出血部分信号强度仍与平扫相同。

【影像鉴别】

恶性骨巨细胞瘤应与骨肉瘤鉴别。后者发病年龄小、好发于长骨的干骺端、病史较短、临床症状较明显、骨破坏区边缘模糊不规则、骨膜增生及破坏等特点可资鉴别。

【特别提示】

（1）好发于 20～40 岁成年人，骨骺闭合以后。

（2）病灶位于骨端，紧邻关节面；病变偏心生长，膨胀明显；病灶内有钙质样高密度纤细骨嵴，构成皂泡状外观为其典型表现。

# 四、转移性骨肿瘤

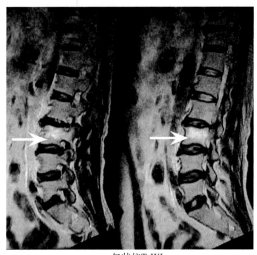
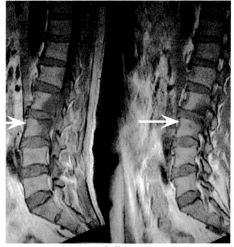

a　矢状位$T_2$WI　　　　　　　　　b　矢状位$T_1$WI

L2、L3 椎体异常信号，呈长 $T_1$、长 $T_2$ 信号。

【MRI 表现】

（1）大多数骨转移瘤为溶骨性转移，$T_1$WI 呈低信号，在高信号的骨髓组织的衬托下显示非常清楚；$T_2$WI 为程度不同的高信号，脂肪抑制序列显示更为清楚。

（2）成骨性转移在 $T_1$WI 和 $T_2$WI 上都呈低信号。注射 Gd-DTPA 后能增加对骨与软组织转移病灶诊断的敏感性。

【影像鉴别】

（1）转移性骨肿瘤依据发病年龄大，多发，病灶大小不一，骨质破坏周围少见骨膜增生和软组织肿块，较少侵犯膝关节与肘关节以下的骨骼等特点，较易与原发性骨肿瘤鉴别。

（2）需与多发性骨髓瘤鉴别。多发性骨髓瘤的病灶大小多较一致，常呈穿凿样破坏，常伴有明显的骨质疏松，骨破坏区容易出现软组织肿块。

【特别提示】

（1）MRI 对评价转移性病变非常敏感。常规 X 线平片为阴性的患者，MRI 图像却能发现转移病灶。

（2）骨转移瘤可分为溶骨性、成骨性和混合性，以溶骨性最多见。

（3）转移性骨肿瘤的骨转移灶大小不一，边缘模糊，常不伴有骨质疏松，大多无骨膜反应和软组织肿块。

# 五、骨髓瘤

【MRI 表现】

（1）骨髓"椒盐状"改变：在 $T_1$WI 上呈弥漫性、黑白相间、点状或小颗粒状混杂信号

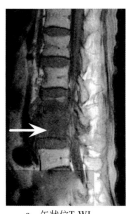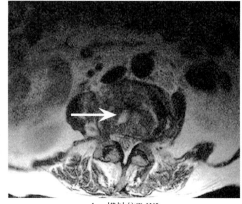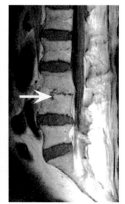

| a 矢状位T$_1$WI | b 横轴位T$_2$WI | c 矢状位T$_2$WI |

L3、L4 椎体呈轻度压缩性改变，T$_1$WI 信号减低，T$_2$WI 信号增高，椎间盘消失。

影。在脂肪抑制 T$_2$WI 及 STIR 像上，脂肪信号被抑制呈低信号，瘤细胞灶及红骨髓表现为弥漫不均匀点状高信号影，呈"椒盐状"改变。此征象为多发性骨髓瘤的常见和典型表现。

（2）骨质破坏或骨髓浸润在 T$_1$WI 上呈边界清楚的低信号，多位于中轴骨和四肢骨近端。

（3）增强扫描：受累骨髓呈弥漫性、不均匀性及灶性强化，强化表现与增强前骨髓浸润形态表现相对应。

**【影像鉴别】**

（1）骨转移瘤：转移灶大小不一，边缘模糊，多不伴有骨质疏松。出现阳性椎弓根征，即椎体破坏而椎弓根保留。肋骨和锁骨破坏伴有膨胀现象，骨髓瘤多于转移瘤。

（2）骨质疏松：多见于老年人，骨皮质完整，无骨小梁缺损区，无短期内进行性加重趋势，颅骨一般无异常改变，尿中无本-周蛋白。

**【特别提示】**

（1）好发年龄为 50～70 岁，男性多于女性。

（2）实验室检查对本病诊断有帮助，若出现高钙血症、高蛋白血症及本-周蛋白尿，具有重要诊断意义。

# 第四节　软组织肿瘤

## 一、血管瘤

**【MRI 表现】**

（1）MRI 表现为软组织内形态不规则肿块，多呈不均匀等短 T$_1$ 长 T$_2$ 信号，肿块内可有点状、蚯蚓样低信号或网状、条状高信号，提示肿瘤内脂肪成分、静脉石、纤维间隔和小血管存在。无明显流空现象及占位效应。

（2）注射 Gd-DTPA 增强，T$_1$WI 扫描肿瘤明显强化，信号不均匀，在 T$_2$WI 上肿块呈高信号，可清晰地显示病变的范围。血管瘤与周围正常组织的对比以脂肪抑制 T$_2$WI 显示最好。

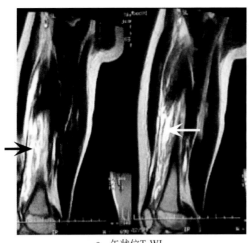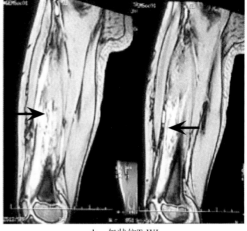

a 矢状位T₁WI          b 矢状位T₂WI

$T_1WI$ 及 $T_2WI$ 均为高低混杂信号，皮下静脉血管扩张呈点状及蚯蚓状流空影。

**【影像鉴别】**

本病表现具特征性，诊断不难，一般不需与其他病变鉴别。

**【特别提示】**

（1）本病为血管组织所形成的良性肿瘤，可发生于任何组织，多见于皮肤、肌肉、肌腱、滑膜及结缔组织。

（2）本病多见于婴儿和儿童。

# 二、脂肪瘤

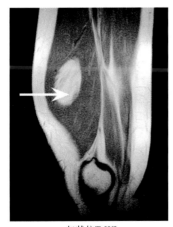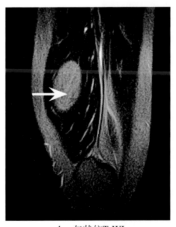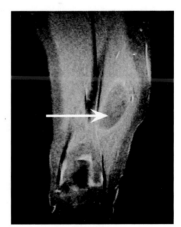

a 矢状位T₁WI          b 矢状位T₂WI          c 矢状位STIR

病变呈短 $T_1$ 长 $T_2$ 信号影，STIR 呈低信号。

**【MRI 表现】**

（1）脂肪瘤 MRI 信号具有特征性，$T_1WI$、$T_2WI$ 均呈高信号，边缘清楚，与皮下脂肪组织信号相同，在脂肪抑制序列上信号可被抑制，部分病例其内可有低信号的纤维分隔。

（2）增强无强化。

**【影像鉴别】**

脂肪瘤影像学表现有其特殊性，一般无须与其他病变鉴别。

【特别提示】

（1）可发生于任何年龄，以 50～70 岁居多，多见于肥胖人群，无明显性别差异。临床可无任何症状，生长缓慢，大小不一。

（2）好发生于颈、肩、背、臀及肢体的皮下组织。

## 三、恶性纤维组织细胞瘤

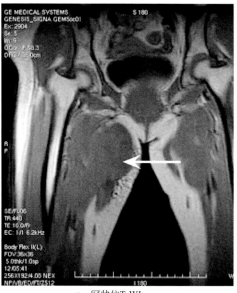

a 冠状位T₁WI

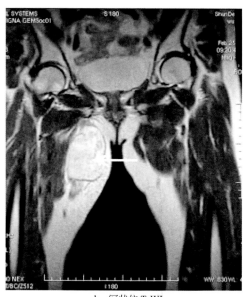

b 冠状位 T₂WI

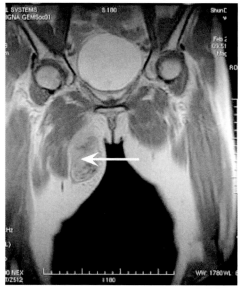

c 冠状位 T₁WI增强

右大腿近段内侧不规则软组织肿块，呈等 $T_1$、长 $T_2$ 信号，信号不均匀，强化不明显且不均匀。

【MRI 表现】

（1）在 $T_1WI$ 上病灶呈略低信号，在 $T_2WI$ 上为高信号，信号多不均匀，其间可见网状纤维组织分隔，边界不清晰。

（2）肿瘤内纤维组织含量较多时，$T_2WI$ 为低信号。

（3）肿块呈结节状，可有分叶，多数边界清楚。

（4）Gd-DTPA 增强扫描，病灶不均匀强化或强化不明显。

【影像鉴别】

鉴别诊断主要为与其他间叶组织来源的肿瘤相鉴别，位于软组织内的肿瘤有出血囊变时需与一些囊性病变甚至脓肿鉴别，囊性病灶的边缘有弧形钙化和"花环"状强化囊壁等特征。

【特别提示】

（1）本病是成年人最常见的软组织恶性肿瘤，好发部位以四肢多见，其次是腹膜后、腹腔、躯干和头颈部。

（2）MRI 诊断该病的敏感性很高，由于本病的组织学成分较复杂，病理演变也多变，因此影像学上尤其在 MRI 上的表现各异，大多表现为 $T_1WI$ 低信号、$T_2WI$ 稍高/高信号改变，信号大多不均匀。

## 四、神经纤维瘤

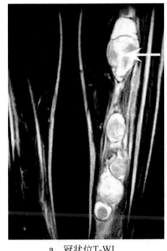 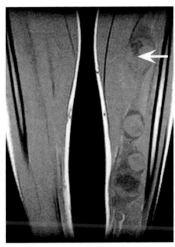 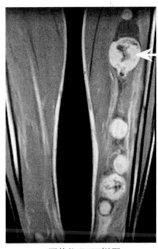

a　冠状位$T_2WI$　　　　b　冠状位 $T_1WI$　　　　c　冠状位 $T_1WI$增强

左小腿肌肉内及肌间多发的肿块，在 $T_1WI$ 上呈等低信号，在 $T_2WI$ 上呈周边高信号、中心低信号，且信号不均；病灶呈明显不均匀强化。

【MRI 表现】

（1）肿瘤在 $T_1WI$ 上表现为等信号，与骨骼肌信号相似；在 $T_2WI$ 上中心呈稍低信号，周围呈高信号。

（2）Gd-DTPA 增强扫描，肿瘤中心区可强化。

【影像鉴别】

本病需与神经鞘瘤鉴别，神经鞘瘤易出现坏死、出血及囊变，一般位于神经干的一侧，包裹在神经外衣或囊衣内，但神经纤维不插入肿瘤。

【特别提示】

（1）本病好发年龄为 20～40 岁，大多为单发，无特征性。

（2）本病有沿神经走向生长的趋势，可能有助于鉴别。

## 五、神经鞘瘤

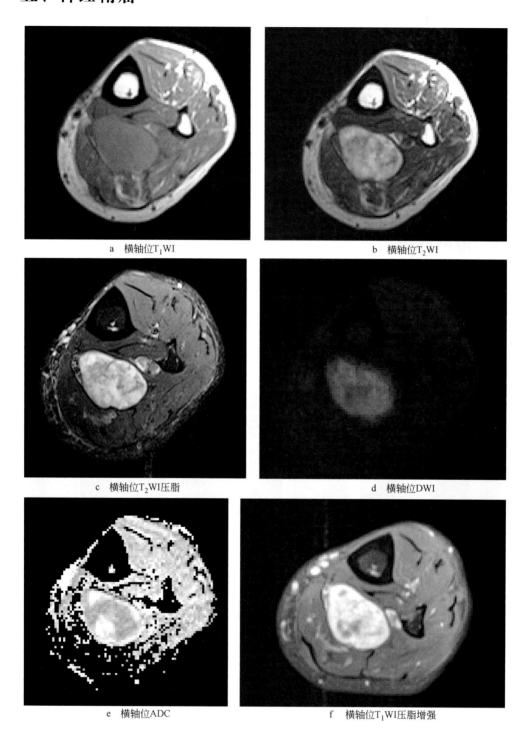

a　横轴位T$_1$WI

b　横轴位T$_2$WI

c　横轴位T$_2$WI压脂

d　横轴位DWI

e　横轴位ADC

f　横轴位T$_1$WI压脂增强

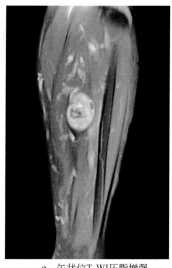 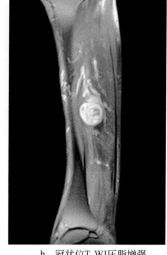

g 矢状位T₁WI压脂增强      h 冠状位T₁WI压脂增强

右小腿后方见椭圆形、边界清晰的软组织肿块，在 $T_1WI$ 上呈低信号，在 $T_2WI$ 上
呈高低混杂信号，DWI 呈不均匀高信号，ADC 呈不均匀低信号，增强后
肿瘤明显不均匀强化，其内见无强化的低信号区，边界尚清晰。

**【MRI 表现】**

（1）表现为椭圆形、边界清晰的软组织肿块，肿瘤在 $T_1WI$ 上呈中低或稍高信号，在 $T_2WI$ 上呈高低混杂信号。

（2）Gd-DTPA 增强扫描，肿瘤强化显著，强化不均匀，其内可见未强化的低信号区。

**【影像鉴别】**

本病需与神经纤维瘤鉴别，神经纤维瘤常多发，信号相对均质；神经鞘瘤易出现坏死、出血及囊变。

**【特别提示】**

（1）本病好发年龄为 20～40 岁，大多为单发，发生部位以四肢、颈部、躯干多见。

（2）部分神经鞘瘤可在肿块旁发现伴行的粗大神经，神经纤维瘤无此征象。

# 六、脂肪肉瘤

**【MRI 表现】**

（1）肿瘤形态多不规整，但边缘清楚，部分有包膜，肿块内部可见排列紊乱厚薄不均的间隔，在 $T_1WI$ 上肿块与周围肌肉相比呈低信号，信号均匀或不均匀，在 $T_2WI$ 上肿块信号强度明显高于肌肉。在大部分 $T_2$ 脂肪抑制像上肿块信号强度无明显减低，有时也可见少量脂肪信号。

（2）Gd-DTPA 增强扫描，肿块明显强化，但强化不均匀，呈片状及结节状，肿瘤内可有钙化、出血、囊变。

**【影像鉴别】**

含脂肪成分的脂肪肉瘤多可明确诊断，但是少或无脂肪成分的脂肪肉瘤诊断比较困难。

（1）脂肪瘤：多发生于皮下软组织内，边界清楚，信号与人体脂肪组织等信号。

（2）滑膜肉瘤：多见于关节周围，可跨关节生长。

**【特别提示】**

软组织内含有脂肪成分和实性成分的肿瘤，增强后明显不均匀强化，首先考虑脂肪肉瘤。

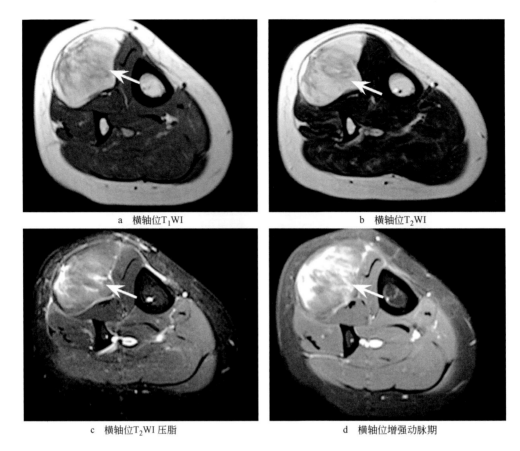

a 横轴位T₁WI

a 横轴位$T_1$WI    b 横轴位$T_2$WI

c 横轴位$T_2$WI 压脂    d 横轴位增强动脉期

右下肢脂肪肉瘤：肿瘤呈不均匀短$T_1$、长$T_2$信号，信号不均匀，其内见索条状等$T_1$、稍短$T_2$信号，在压脂$T_2$WI图上，肿瘤大部分区域呈低信号；增强检查脂肪成分无强化，索条状软组织成分明显强化。

# 七、滑膜肉瘤

**【MRI 表现】**

(1) 在$T_1$WI上，与周围肌肉组织相比，肿瘤软组织成分主要呈等或稍低不均匀信号，可能与瘤细胞的组成和分化程度有关，以纤维母细胞样梭形细胞为主的单相纤维型其信号强度稍低。

(2) 在$T_2$WI上，与脂肪组织相比，肿瘤表现为以稍高信号为主的混杂信号，可出现明显高信号、稍高信号和低信号的三重信号，肿瘤出血和坏死灶为明显高信号，肿瘤实体部分为中等稍高信号，而瘤体内的纤维组织分隔和陈旧性出血为低信号。

(3) $T_2$WI脂肪抑制序列可出现多个大小相近的"鹅卵石"样结节状高信号，期间存在条带状低信号分隔，称之为"铺路石"征。有学者认为"铺路石"征是滑膜肉瘤的特征性表现。

(4) Gd-DTPA增强扫描，肿瘤组织多呈不均匀明显强化，分隔不强化。

**【影像鉴别】**

(1) 脂肪肉瘤：典型表现为含有脂肪成分和软组织成分，增强后可见明显不均匀强化。

(2) 骨纤维肉瘤：多呈溶骨性骨质破坏，瘤体主要位于四肢长骨干骺端或骨干的骨内，不跨关节生长。

(3) 纤维肉瘤：多位于大腿和膝部，由外向内侵犯骨结构，边缘常有硬化带，瘤内少有钙化。

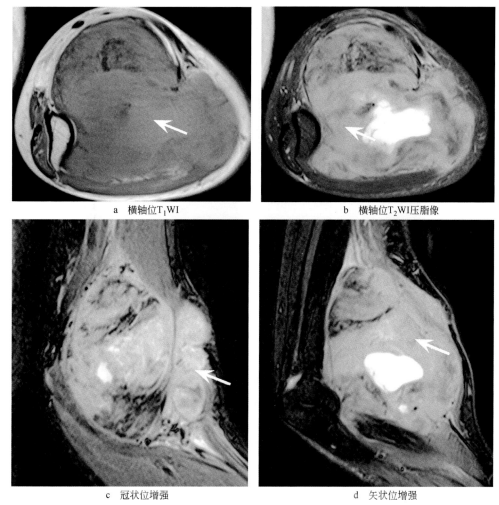

a　横轴位T₁WI　　　　　　　　　b　横轴位T₂WI压脂像

c　冠状位增强　　　　　　　　　d　矢状位增强

*肘关节滑膜肉瘤：右肘关节滑膜明显不均匀增厚（箭头），在 T₁WI 上呈*
*稍低信号，在 T₂WI 上呈高信号，增强检查增厚滑膜明显强化。*

（4）关节结核：关节周围软组织和关节囊肿胀，关节间隙变窄，关节面非承重区出现骨质破坏及骨质疏松。

（5）转移瘤：单纯软组织内转移少见，多为骨转移伴软组织肿块，有原发肿瘤病史。

【特别提示】

关节旁软组织肿块，瘤内可有钙化，关节间隙不受侵犯，出现"铺路石"征象首先考虑滑膜肉瘤。

# 第五节　关节病变

## 一、色素沉着绒毛结节性滑膜炎

【MRI 表现】

（1）病变滑膜呈结节状或弥漫性增厚，在 T₁WI 上与肌肉相似，在 T₂WI 上因含铁血黄素顺磁作用呈与肌肉相近的低信号。

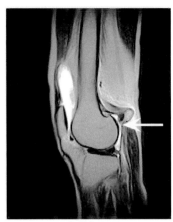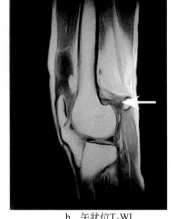

a 矢状位T₂WI　　　　　　　　　b 矢状位T₁WI

右膝关节及滑囊内见稍长 $T_1$ 及稍短 $T_2$ 信号结节影；髌上囊积液。

（2）部分出现骨侵蚀，早期骨内病变边缘模糊，后期边界清楚并出现长 $T_1$、短 $T_2$ 硬化线。

（3）Gd-DTPA 增强扫描呈明显均匀强化。

【影像鉴别】

（1）滑膜肉瘤：软组织内可出现小钙化点，骨质破坏区边缘模糊且不规则，无弥漫性滑膜增厚。

（2）类风湿性关节炎：常对称发病，滑膜及关节周围软组织弥漫性肿胀，呈长 $T_1$ 长 $T_2$ 信号，多同时伴有骨质疏松和关节间隙变窄，可与之鉴别。

【特别提示】

（1）病理分为局限型和弥漫型，以弥漫型较常见。

（2）滑囊、腱鞘或关节滑膜局限性圆形、类圆形、分叶状增生或弥漫性不均匀增厚并突向囊腔内，$T_1$WI 和 $T_2$WI 均呈与肌肉相近的低信号，有助于诊断。

# 二、滑膜骨软骨瘤病

关节周围（腓骨后方）见多发结节状骨样异常信号，在 $T_1$WI 上呈高信号，在 $T_2$WI 上呈高信号，在 $T_2$ 压脂序列上病变内脂肪成分被抑制呈低信号，边缘规整。

【MRI 表现】

（1）关节周围见多发结节状骨样异常信号，在 $T_1$WI 上呈高或低信号，在 $T_2$WI 上呈高信号，在 $T_2$ 压脂序列上病变内脂肪成分被抑制呈低信号，边缘规整。多个结节聚集可类似软组织肿块。

（2）Gd-DTPA 增强扫描无强化。

【影像鉴别】

本病影像学表现比较典型，无需与其他疾病鉴别。

【特别提示】

（1）本病变多见于青壮年，男性比女性多。

（2）最常见部位为膝关节，其次为髋关节、肘关节、踝关节、肩关节和腕关节，多数病例为单关节病变。

（3）滑膜骨软骨瘤病是以关节腔内多发软骨结节为特征。类似的病变也可发生在腱鞘、滑液囊或关节旁结缔组织内。

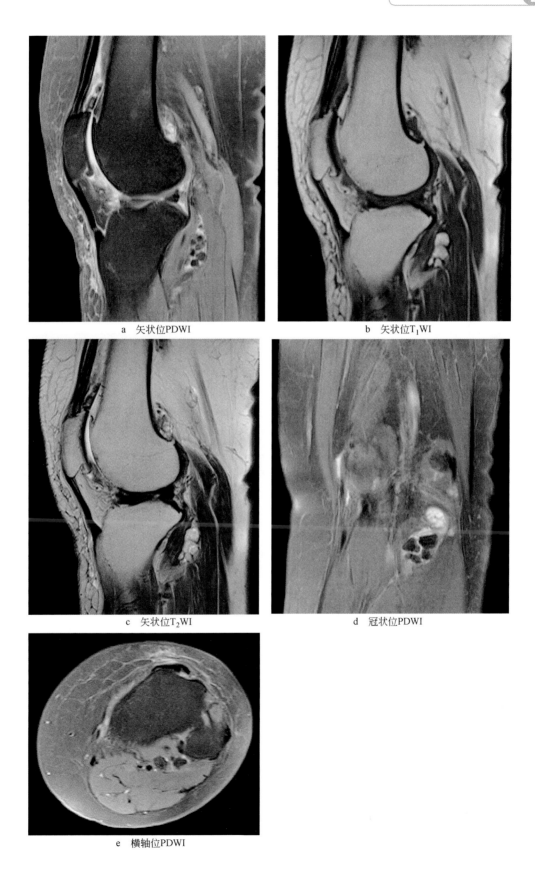

a 矢状位PDWI

b 矢状位T₁WI

c 矢状位T₂WI

d 冠状位PDWI

e 横轴位PDWI

## 三、退行性骨关节病

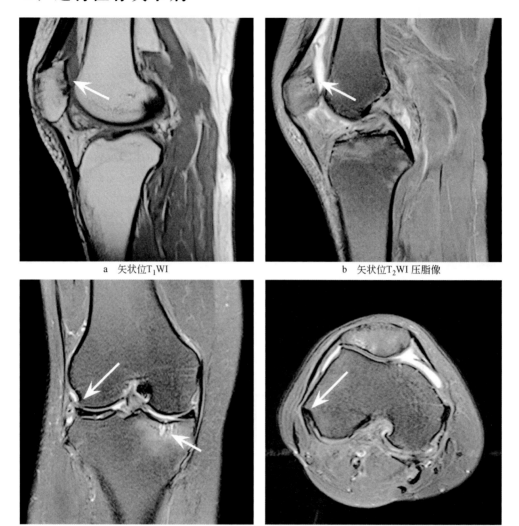

a  矢状位T₁WI

b  矢状位T₂WI 压脂像

c  冠状位T₂WI 压脂像

d  轴位T₂WI 压脂像

膝关节退行性骨关节病：髌骨边缘、股骨下端及胫骨平台边缘不同程度骨质
增生（长箭头）；胫骨平台内侧部关节面下见退变性囊肿形成（短箭头）。

【MRI 表现】

（1）MRI 可以直接清晰显示关节软骨，早期软骨肿胀在 T₂WI 上呈高信号，以后软骨
内可见小囊、表面糜烂和小溃疡。后期纤维化在 T₂WI 上呈低信号。软骨变薄甚至剥脱。

（2）晚期时，关节间隙变窄，关节面边缘骨质增生，可见骨赘形成。后期可出现软骨下
囊变。

【影像鉴别】

本病影像学表现比较典型，无需与其他疾病鉴别。

## 四、类风湿关节炎

【MRI 表现】

（1）MRI 显示早期类风湿关节炎较敏感，在侵蚀灶出现之前，即可显示炎性滑膜的强

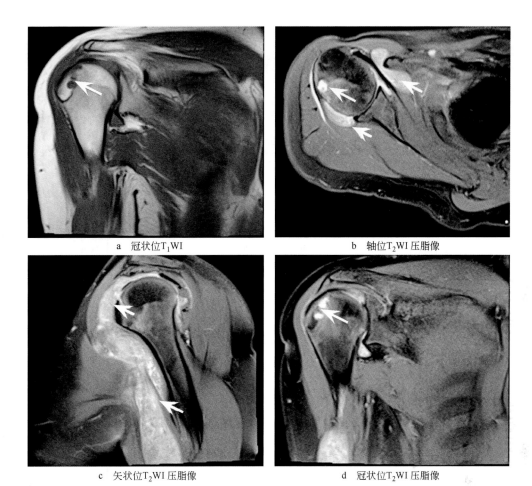

a　冠状位$T_1WI$　　　　　　　　　　　　b　轴位$T_2WI$压脂像

c　矢状位$T_2WI$压脂像　　　　　　　　　d　冠状位$T_2WI$压脂像

右肩关节风湿性关节炎：肱骨头关节面下可见骨质破坏，呈长 $T_1$、长 $T_2$ 信号（长箭头）；关节滑膜明显增厚，呈长 $T_1$、稍长 $T_2$ 信号（短箭头）。

化。关节边缘骨质侵蚀，可见充填在侵蚀灶内的血管翳，$T_1WI$ 呈低信号、$T_2WI$ 呈高信号。

（2）Gd-DTPA 增强扫描，病灶明显强化，与关节内血管翳相延续。

**【影像鉴别】**

（1）关节结核：多为单关节发病，关节软骨和骨质破坏发展快而严重。

（2）痛风性关节炎：呈间歇发作，以男性多见，半数以上先侵犯第一跖趾关节，早期关节间隙不变窄，发作高峰期以高尿酸血症为特点，晚期形成痛风结节。

**【特别提示】**

手足小关节多发对称性梭形软组织肿胀，进而关节间隙变窄。关节边缘骨侵蚀，增强后可见明显强化，结合临床类风湿因子阳性，诊断类风湿关节炎不难。

# 第六节　脊柱病变

## 一、椎间盘变性、膨出、突出

**【MRI 表现】**

（1）椎间盘变性

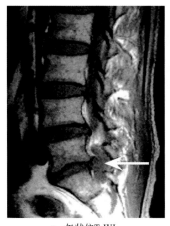
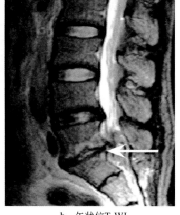
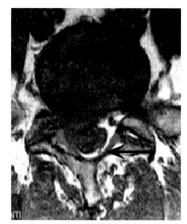

a 矢状位T₁WI          b 矢状位T₂WI          c 横轴位T₁WI

L5/S1 椎体平面椎间盘向后突入椎管内，T₁WI 呈略低信号，T₂WI 呈混杂高信号，
横断面椎间盘偏右侧，终丝受压左移，伸入右侧椎间孔。

① $T_2$ 加权椎间盘信号强度减弱。

② 椎间盘真空表现为呈条状、斑片状明显的无信号区，20～40 岁患者中可有 35％出现此征象。

（2）椎间盘膨出

① 髓核于 $T_2$ 加权信号减低，横断面示椎间盘均匀超出椎体边缘，并压迫蛛网膜下腔前缘呈浅弧形变形，较光滑，两侧较对称，对脊髓前缘一般无压迫。

② 可合并相应水平椎管狭窄。

（3）椎间盘突出

① 直接征象：a.髓核突出：突出于低信号纤维环以外，呈扁平形、圆形、卵圆形或不规则形，$T_1$WI 呈等信号，$T_2$WI 呈中长信号。b.髓核游离：突出于低信号纤维环以外，突出部位与髓核本体无联系，可位于椎间盘水平，也可移位于椎间盘上下的椎体的后方。c.Schmorl 结节：表现为椎体上缘或下缘半圆形或方形压迹，与同水平髓核等信号，周边多绕一薄层低信号带。

② 间接征象：a.硬膜囊、神经根受压：表现为局限性弧形压迹，与突出的髓核相对应，局部硬膜外脂肪间隙变窄或消失。b.脊髓受压：受压脊髓出现水肿或缺血，呈等或长 $T_1$ 长 $T_2$ 信号。c.相邻骨结构及骨髓改变。d.硬膜外静脉丛受压、迂曲：表现为突出层面椎间盘后缘与硬膜囊之间出现短条状或弧状高信号。

【影像鉴别】

（1）椎管内肿瘤：多有椎体骨质破坏、椎间孔扩大。病变部位与椎间盘不符。增强扫描肿瘤多有强化。

（2）椎间盘炎：临近椎体骨质破坏及增生、硬化，椎间孔变窄，椎旁软组织脓肿或肉芽组织。

（3）硬膜外纤维化：有明确椎管内手术史，多呈长 $T_1$ 中长 $T_2$ 信号，增强扫描明显强化。

（4）非创伤性硬膜血肿：常有与椎间盘突出相似的症状，但其症状较快恢复，MRI 的 $T_1$WI、$T_2$WI 显示为中等或较高信号。

【特别提示】

（1）临床表现主要为局部刺激症状及脊髓、神经根的压迫症状，诊断容易。

（2）MRI 显示椎间盘突出具有明确的优势，可清楚地显示纤维环、髓核、硬膜囊及脊髓。

# 二、脊柱结核

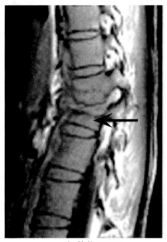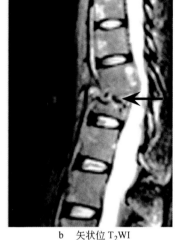

　　　　a　矢状位 $T_1WI$　　　　　　　　b　矢状位 $T_2WI$

以 T10 椎体为中心后凸畸形，椎体信号不均。

【MRI 表现】

（1）脊柱曲度改变：表现为脊柱后突、侧弯畸形。

（2）椎体破坏：$T_1WI$ 多呈低信号，$T_2WI$ 多呈混杂高信号。

（3）椎间盘破坏、间隙狭窄或消失：$T_1WI$ 多呈低信号，$T_2WI$ 多呈混杂高信号。

（4）椎旁脓肿：范围较广，境界清楚，$T_1WI$ 多呈低信号，$T_2WI$ 多呈混杂高信号，Gd-DTPA 增强不均匀强化或环状强化。

【影像鉴别】

（1）椎体压缩性骨折：有明确的外伤史，椎体仅表现为楔形变，无骨质破坏，椎间隙不变窄。

（2）脊椎转移瘤：多为跳跃性骨质破坏，椎体呈溶骨性或成骨性破坏，且多累及椎弓，但椎间隙多正常，椎旁软组织肿块局限，呈均匀强化，结合其他部位原发恶性肿瘤病史，不难诊断。

【特别提示】

（1）脊柱结核在骨关节结核中最多见，多继发于肺结核和胸膜结核。

（2）好发生于儿童及青年。部位多位于胸腰段交界处，其次为上胸段和颈椎。

（3）脊柱周围干酪样物质所形成的寒性脓肿，对诊断有重要意义。

# 三、强直性脊柱炎

【MRI 表现】

（1）早期：常显示双侧骶髂关节关节面毛糙，关节面下骨质内可见片状异常信号，在 $T_1WI$ 上呈低信号、$T_2WI$ 上呈高信号，在 $T_2WI$ 压脂上呈高信号，边缘模糊，以髂侧为著。关节间隙血管翳在 $T_1WI$ 上呈低信号，在 $T_2WI$ 上呈高信号。

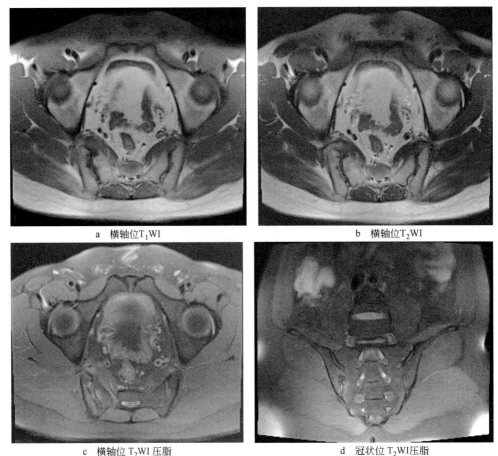

a 横轴位T$_1$WI　　　　　　　　　　　　b 横轴位T$_2$WI

c 横轴位 T$_2$WI 压脂　　　　　　　　　　d 冠状位 T$_2$WI压脂

双侧骶髂关节面毛糙，关节面下骨质内可见小片状异常信号，

在 T$_1$WI 呈低信号、T$_2$WI 呈高信号，在 T$_2$ 压脂上呈高信号，边缘模糊，以髂侧为著。

（2）晚期：双侧骶髂关节间隙变窄或消失，关节面硬化，最后骨性强直，累及脊柱，典型表现为竹节状外观。

（3）Gd-DTPA 增强：关节间隙血管翳明显强化。

【影像鉴别】

（1）类风湿关节炎：中老年女性多见，好发部位为手足小关节，对称性受累，类风湿因子阳性。

（2）银屑病性关节炎：多有皮肤银屑病病史，好发于手足的远端指（趾）间关节，病变不对称。

【特别提示】

（1）本病对称侵犯双侧骶髂关节，大多侵犯脊柱。

（2）本病好发于青年男性。实验室检查 HLA-B27 为阳性。

# 四、布氏杆菌性脊柱炎

【MRI 表现】

（1）病变范围较局限，腰段多见，大部分只累及两个椎体，椎体破坏比较局限，椎体形

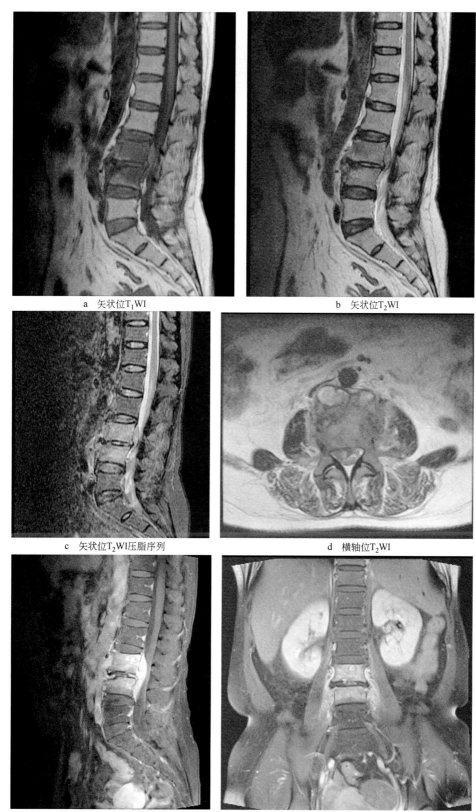

a 矢状位T₁WI

b 矢状位T₂WI

c 矢状位T₂WI压脂序列

d 横轴位T₂WI

e 矢状位T₁WI压脂增强

f 冠状位T₁WI压脂增强

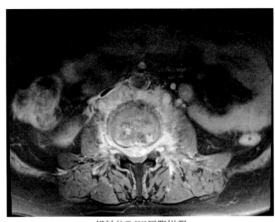

g 横轴位T₁WI压脂增强

L3、L4 椎体见片状 T₁WI 低信号、T₂WI 高信号，压脂像呈高信号，边缘模糊，

椎体形态尚可，椎体终板骨质破坏，椎间隙变窄，椎旁软组织梭形肿胀，

较局限，增强后 L3、L4 椎体及椎旁肿胀软组织明显强化，边界不清。

态较完整，仅椎体相邻终板骨质破坏，其中以许莫结节样骨质破坏为特征性表现。T₂WI 压脂病变呈不均匀高信号。Gd-DTPA 增强后不均匀强化。

（2）椎间隙无变窄或轻度变窄；椎间盘有炎性改变，T₁WI 呈低信号，T₂WI 呈高信号，Gd-DTPA 增强后不均匀强化。

（3）椎旁软组织均不同程度肿胀，增强后不均匀强化，但累及范围较局限，常不超过上下相邻椎体水平；经常伴有椎旁软组织和椎间隙脓肿，腰大肌脓肿不常见。

【影像鉴别】

（1）脊柱结核：好发于儿童及青年。部位多位于胸腰段交界处。椎体破坏可楔形变，以致脊柱后凸畸形。椎间隙变窄明显，甚至消失。椎旁软组织肿胀范围较广。

（2）化脓性脊柱炎：临床症状重，病程进展快。急性期主要为脓肿形成和骨质破坏而无死骨形成，破坏区周围随之出现骨质增生硬化，T₂WI 表现为低信号。后期椎体骨质增生、产生骨桥和椎体间融合。

【特别提示】

（1）本病具有一定的地域特点以及家畜接触史，农牧区多见。

（2）布氏杆菌凝集试验阳性。

（聂泰明　周金亮）